W0253686

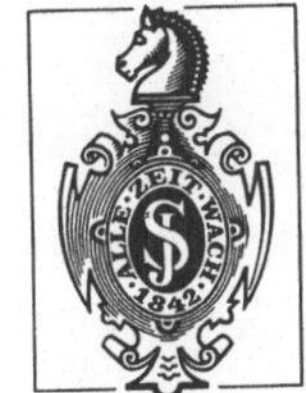
ALLE ZEIT WACH
1842

I. Krakau · U. Pöppelmann · H. Gülker

Magnesium, Herzrhythmusstörungen und akuter Herzinfarkt

Springer-Verlag
Berlin Heidelberg New York London Paris
Tokyo Hong Kong Barcelona Budapest

Dr. med. Ingo Krakau
Prof. Dr. med. Hartmut Gülker

Herzzentrum Wuppertal
Medizinische Klnik B – Schwerpunkt Kardiologie
Kliniken der Universität Witten/Herdecke
Heusnerstraße 40
D-42283 Wuppertal

Dr. med. Ulrich Pöppelmann

Universitätsklinik Münster
Albert Schweitzer Straße 33
D-48129 Münster

Mit 4 Abbildungen

ISBN-13:978-3-540-58458-2

Die Deutsche Bibliothek – CIP-Einheitsaufnahme
Krakau, Ingo:
Magnesium, Herzrhythmusstörungen und akuter Herzinfarkt /
I. Krakau; U. Pöppelmann; H. Gülker. – Berlin; Heidelberg;
New York; London; Paris; Tokyo; Hong Kong; Barcelona;
Budapest: Springer, 1995
ISBN-13:978-3-540-58458-2 e-ISBN-13:978-3-642-79282-3
DOI: 10.1007/978-3-642-79282-3

NE: Pöppelmann, Ulrich; Gülker, Hartmut

Satz: K+V Fotosatz GmbH, Beerfelden
SPIN: 10479439 21/3130-5 4 3 2 1 0 – Gedruckt auf säurefreiem Papier

Vorwort

Magnesium ist ein häufig eingesetztes Therapeutikum bei Herz-Kreislauf-Erkrankungen. Nach Statistiken der gesetzlichen Krankenversicherungen wurden 1992 112 Millionen Tagesdosen von Monomagnesium verordnet und 106 Millionen Tagesdosen von Magnesiumkombinationen. Gegenüber 1991 bedeutete dies ein Zuwachs von 33,2% bzw. 41,5%. Insgesamt läßt sich in der Bundesrepublik Deutschland seit 1981 eine 10fache Zunahme der Magnesiumverordnungen feststellen, so daß Magnesium inzwischen zu den am meisten eingesetzten Therapeutika auf dem Gebiet der Herz-Kreislauf-Erkrankungen zählt. Obwohl sich die Indikation für die Magnesiumtherapie nicht allein auf Herz-Kreislauf-Erkrankungen und Herzrhythmusstörungen beschränkt, so ist doch bemerkenswert, daß Magnesiumpräparate doppelt so häufig verordnet werden wie alle Antiarrhythmika zusammen (110,9 Millionen Tagesdosen). Der häufige Einsatz von Magnesiumpräparaten in der Bundesrepublik Deutschland steht im Gegensatz zu der geringen Zahl klarer Behandlungsindikationen und darüber hinaus im Gegensatz zum Verschreibungsverhalten in den USA und in Japan.

Die Diskrepanzen resultierten teilweise daraus, daß Magnesium in Deutschland traditionell unter Indikationen eingesetzt wird, die einer kritischen Überprüfung auf den Boden der vorhandenen wissenschaftlichen Literatur nicht standhalten. Der vorliegende Band verfolgt das Ziel, die wissenschaftliche Literatur für die Indikationen Herzinfarkt und Herzrhythmusstörungen zu sichten und ihre Bedeutung für die praktische Therapie kritisch zu werten. Die Durchsicht der Literatur zeigt, daß der Einsatz von Magnesium nur bei einzelnen speziellen Formen tachykarder Arrhythmien eine klare, wissenschaftlich belegte Indikation hat. Für eine Reihe von Indikationen, insbesondere den Einsatz bei akutem Myokardinfarkt, ergeben sich Hinweise auf günstige Wirkungen, die vorliegende Literatur reicht jedoch in aller Regel nicht aus, um auf der Basis der vorliegenden Befunde eindeutige Therapierichtlinien zu erstellen. Vielmehr zeigt sich, daß weitere systematische Untersuchungen, die strengen statistischen Anforderungen entsprechen, notwendig sind, um mögliche Wirkungen, Wirkungsmechanismen und klinische Anwendungsgebiete zu klären. Dabei muß der jetzige Mißstand, nämlich das eklatante Mißverhältnis zwischen Häufigkeit der klinisch therapeutischen Anwendungen und Seltenheit der klaren klinischen Indikation, beseitigt werden.

Wuppertal, im August 1994

Ingo Krakau
Ulrich Pöppelmann
Hartmut Gülker

Inhaltsverzeichnis

Einleitung

Erste Erkenntnisse über potentiell therapeutische Wirkungen von Magnesium werden aus dem späten 17. Jahrhundert berichtet. Es waren die Untersuchungen von N. Grew aus dem Jahre 1695, die den Eingang von Magnesium in die Medizin markierten. Er erkannte, daß Magnesiumsulfat eine der Hauptbestandteile von Epsonsalz ist, ein Salz, daß er in größeren Mengen aus dem Wasser der Epson-mineralquelle isolieren konnte [48].

Systematische physiologische Untersuchungsergebnisse wurden erstmals 1869 von Jolyet u. Cahours publiziert, die eine periphere paralytische Wirkung – ähnlich wie Curare nach intravenöser Injektion von Magnesium bei Hunden beschrieben [87]. Zu Beginn des 20sten Jahrhunderts folgten weitere Untersuchungen über die Wirkungen von Magnesium auf das kardiovaskuläre und neuromuskuläre System [104]. 1922 wurde über elektrokardiographische Untersuchungen berichtet, in denen eine depressive Wirkung von Magnesium auf Herzfrequenz und Erregungsleitungen nachgewiesen wurde [105].

Erste Mitteilungen über den therapeutischen Einsatz von Magnesium bei tachykarden Herzrhythmusstörungen wurden in den 30er Jahren vorgelegt und stammen aus dem tiermedizinischen Bereich. So berichteten Seekles et al. [142] 1930 über den Einsatz von intravenösem Magnesiumchlorid bei Rindern zur Vorbeugung von kardialen Arrhythmien, die durch die Gabe von Kalziumchlorid induziert wurden. Die Kalziumchloridgabe erfolgte zur Behandlung der sog. Gras- oder Weidetetanie; später zeigte sich, daß es sich hierbei vorwiegend um ein Magnesiummangelsyndrom handelt.

1935 berichtete Zwillinger et al. [188] als erster über den therapeutischen Einsatz von Magnesium in der klinischen Behandlung kardialer Rhythmusstörungen. Diesem Autor gelang die Wiederherstellung von Sinusrhythmus durch i.v. Magnesiumsulfatgabe bei Tachyarrhythmien, die als Folge einer Digitalisintoxikation aufgetreten waren. Elek u. Katz [54] stellten 1942 erstmals die Indikation zur intravenösen Magnesiumtherapie bei paroxysmalen tachykarden Arrhythmien im Gefolge koronarer Durchblutungsstörungen des Herzens. Weitere Untersuchungsbefunde wurden 1943 von Boyd u. Scherf [27] vorgelegt. Nach einer Pause von über 2 Jahrzehnte, in denen die Anwendung von Magnesium bei kardiovaskulären Erkrankungen nicht weiter diskutiert wurde, wurde Ende der 60er Jahre über erste Untersuchungsergebnisse berichtet, die einen Zusammenhang zwischen Serummagnesium, Magnesiumgewebskonzentrationen, Magnesiumstoffwechsel, Myokardinfarktverläufe und Herzrhythmusstörungen darstellen. Seit dieser Zeit wurde eine Vielzahl von Untersuchungen durchgeführt, die zur Frage der therapeutischen und prognostischen Bedeutung intravenöser Magnesiumgaben bei akutem Myokardinfarkt und bei tachykarden Rhythmusstörungen Stellung nehmen. Bei akutem Myokardinfarkt werden sowohl potentielle direkt zellprotektive Effekte als auch antiarrhythmisch-antidefibrillatorische Wirkungen bei ischämieinduzierten Herzrhythmusstörungen diskutiert.

Die Bedeutung einer Magnesiumtherapie für Prognose und Verlauf des akuten Myokardinfarktes und für die Beeinflussung von Herzrhythmusstörungen ist weitgehend ungeklärt. Gesicherte Therapieindikationen liegen bisher nur bei einzelnen Formen tachykarder Arrhythmien vor. Hierzu gehören die Torsade de pointes-Tachykardien, ventrikuläre Tachyarrhythmien bei Digitalisintoxikation, Rhythmusstörungen bei Magnesiummangelsyndrom sowie multifokale atriale Tachykardien. Kontrovers diskutiert wird der therapeutische Einsatz von Magnesiumsalzen bei ventrikulären Arrhythmien im Rahmen eines akuten Myokardinfarktes, ebenso bei ventrikulären Rhythmusstörungen unter Therapie mit Lokalanästhetika und anderen Antiarrhythmika sowie bei Herzrhythmusstörungen in der peri- bzw. postoperativen Phasen nach herzchirurgischen Eingriffen.

Ziel dieser Monographie ist es, über klinische Bedingungen zu informieren, die zu einer Hypomagnesämie und generalisiert zu einem Magnesiummangel führen können, ferner daraus resultierende biochemische und elektrophysiologische Veränderungen des Herzmuskels darzustellen. Hierauf aufbauend sollen anschließend Möglichkeiten und Grenzen der Magnesiumtherapie auf der Basis der bisherigen Literaturbefunden bei verschiedenen Formen der Herzrhythmusstörungen und bei akutem Myokardinfarkt aufgezeigt werden.

Magnesiumstoffwechsel, Magnesiumspeicher und Hypomagnesämie

Magnesiumstoffwechsel

Der Serummagnesiumnormbereich wird mit 0,7 bis 1,1 mmol/l angegeben [29, 51]. Bei Erwachsenen mit einem durchschnittlichen Körpergewicht von 70 kg beträgt die Gesamtmagnesiummenge etwa 24 g. Etwa 1% des Körpermagnesiumbestandes befindet sich im Serum und ist dort zu etwa 55% an Albumin gebunden. Nahezu 50% der Gesamtmenge an Magnesium sind im Knochenmark gespeichert, 35% in der Skelettmuskulatur. Im Unterschied zu Natrium und Kalium, die vollständig in ionisierter Form vorliegen, ist Magnesium ebenso wie Kalzium in Form einer Komplexbindung an zelluläre Proteine, organische Säuren und Phosphate gebunden, so daß die intra- und extrazelluläre Gesamtkonzentration des Elements nicht den jeweiligen ionischen Konzentrationen entsprechen. So sind die intra- und extrazellulären Ionenkonzentrationen mit 0,5 mmol/l nahezu gleich, während die Serumkonzentration etwa 0,8 mmol/l (0,7–1,1 mmol/l, s. oben) und der intrazellulären Magnesiumspiegel ca. 15 mmol/l betragen [84].

Die Homöostase des Serummagnesium wird hauptsächlich als Bilanz zwischen gastrointestinaler Absorption und renaler Exkretion gewährleistet. Ungefähr ein Drittel der täglich zugeführten Menge von ca. 10–20 mmol Magnesium wird über den Gastrointestinaltrakt aufgenommen, die Resorption erfolgt vorwiegend im oberen Dünndarm. Wichtige Nahrungsmittel für die Magnesiumaufnahme stellen Fleisch, Fisch, Vollkornbrot, grünes Gemüse und die meisten Obstsorten dar. Im Gemüse ist das Chlorophyll die Hauptquelle für Magnesium (s. Abb. 1).

Die Magnesiumabsorption durch den Darm beruht auf einem aktiven Transportprozeß, der an das Transportsystem für Kalzium gekoppelt ist; Parathormon und Vitamin D stimulieren die intestinale Magnesiumabsorption. Die für den Gesamtvorgang erforderlichen Regulationsmechanismen sind jedoch nicht endgültig geklärt. Eine verminderte Aufnahme von Magnesium führt zu einer erhöhten Resorption von Kalzium und umgekehrt. Bei exzessiver Magnesiumzufuhr kann die Resorption

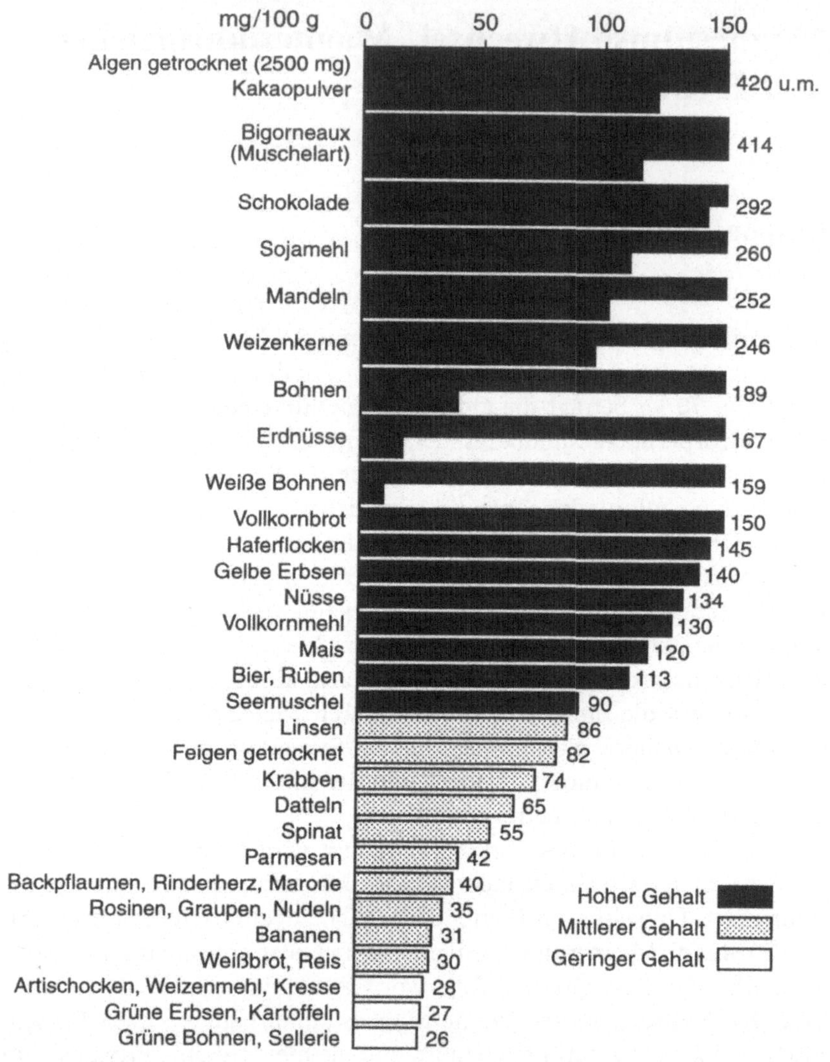

Abb. 1. Magnesiumgehalt in verschiedenen Nahrungsmitteln [83]

im Dünndarm stark vermindert werden, bei geringer Magnesiumzufuhr ist die Resorptionskapazität signifikant erhöht [72].

Die Niere ist das zentrale Organ in der Regulation des Magnesiumhaushaltes (Abb. 2). Nach gastrointestinaler Resorption erfolgt die Ausscheidung überwiegend renal, wobei etwa 3–5% der glomerulär filtrier-

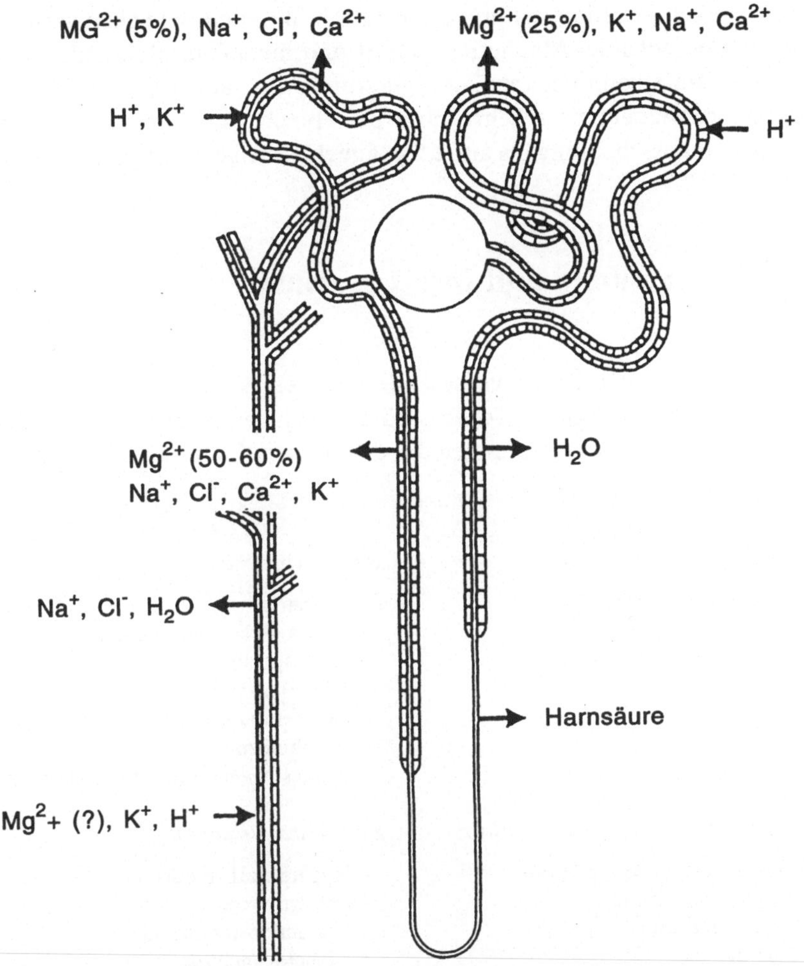

Abb. 2. Lokalisation der renalen Transportvorgänge für Magnesium

ten (nicht-proteingebundenen) Magnesiumionen im Urin ausgeschieden werden. Der größte Teil der Magnesiumionen wird reabsorbiert, mehr als 65% der Reabsorption erfolgt im dicken ausfsteigenden Teil der Henle-Schleife. Ca. 25% werden im proximalen Tubulus reabsorbiert. Dementsprechend geht eine verstärkte Diurese als Folge von Diuretika wie Furosemid oder Etacrynsäure, die an der Henle-Schleife angreifen, mit einer vermehrten Ausscheidung von Magnesiumionen einher. Durch renale Mechanismen kann das Ausmaß der Magnesiumreabsorption abhängig von der jeweiligen Magnesiumkonzentration in weiten Bereichen variiert werden: bei fehlender Magnesiumzufuhr und hieraus resultierender Hypomagnesämie kann der renale Magnesiumverlust auf $<0,5$ mmol/Tag vermindert werden; umgekehrt kann bei Hypermagnesämie die renale Magnesiumausscheidung bis auf 2,5 g täglich gesteigert werden [6, 9, 68].

Hypomagnesämie und ihre Ursachen

Die Ursachen einer Hypomagnesämie bzw. eines Magnesiummangels sind zahlreich: häufige Ursachen sind unzureichende Ernährung (z. B. bei Alkoholismus), Erkrankungen des Gastrointestinaltraktes (z. B. Mal-

Inadäquate Magnesiumzufuhr:

- schwere Malnutrition,
- Anorexia nervosa,
- parenterale Ernährung,
- Alkoholismus.

Gastrointestinaler Magnesiumverlust:

- intestinale Bypassoperation,
- Kurzdarmsyndrom,
- Laxantienabusus,
- Diarrhoe,
- entzündliche Darmerkrankungen.

Verschiedene Ursachen:

- Laktation,
- Austauschtransfusion,
- akute intermittierende Porphyrie,
- akuter Myokardinfarkt,
- Digitalisintoxikation,
- kongestive Herzinsuffizienz,
- Operationen mit Herz-Lungen-Maschine,
- idiopathische Ursachen.

Renale Ursachen:

- Diuretika,
- Aminoglykosidantibiotika,
- Cyclosporin A,
- Hyperkalzamie,
- akute Tubulusnekrose,
- Alkoholismus,
- renales Magnesiumverlustsyndrom.

Endokrine Ursachen:

- Hyperparathyreodismus,
- Hyperthyreose,
- Hyperaldosteronismus,
- Diabetes mellitus,
- Barter-Syndrom.

absorptionssyndrom, chronische Diarrhoe, Laxanzienabusus), ferner Zustände mit erhöhtem Magnesiumbedarf, z. B. Schwangerschaft, Laktation und Ausdauersport. Ein Magnesiummangel bzw. eine Hypomagnesämie können aber auch Folge einer erhöhten renalen Ausscheidung sein, z. B. bei chronischer Diuretikatherapie, antibiotischer Behandlung mit Aminoglycosiden sowie bei Gabe von Cyclosporin und Cisplatin. Eine praktisch wichtige Ursache des chronischen Magnesiummangels sind schließlich die meisten Formen renaler Erkrankungen. Einzelheiten der Ursachen eines Magnesiummangels bzw. einer Hypomagnesämie sind in der Übersicht (S. 6) zusammengefaßt [128, 175, 177].

Magnesiummangel und Hypomagnesämie als Folge von Diuretikatherapie

Ca. 80% des im Serum befindlichen Magnesium wird im Glomerulum filtriert. 25% wird im proximalen Tubulus reabsorbiert, weitere 50–60% im aufsteigenden Teil der Henle-Schleife. Im distalen Tubulus werden weitere 5% reabsorbiert. Umstritten ist, ob darüberhinaus eine Sekretion von Magnesiumionen stattfindet (Abb. 2). Insgesamt beträgt die Exkretionsfraktion 3–5% [103].

Durch Diuretika, die am proximalen Tubulus angreifen (wie z. B. Carboanhydrasehemmer und osmotisch wirkende Substanzen) wird die renale Magnesiumausscheidung nur geringfügig gesteigert, da eine verminderte Reabsorption im proximalen Tubulus durch eine nachfolgende, wesentlich höhere Reabsorption in der Henle-Schleife antagonisiert wird [182]. Schleifendiuretika (z. B. Furosemid, Bumetanid, Piretanid und Etacrynsäure), die alle am dicken, aufsteigenden Schenkel der Henle-Schleife angreifen, führen dagegen dosisabhängig zu einer deutlich gesteigerten renalen Magnesiumausscheidung. Die Wirkungen der Thiazide, die am Beginn des distalen Konvoluts ansetzen, sind nicht endgültig geklärt. Ryan [131] verweist auf experimentelle Untersuchungen, in denen Thiazide keinen signifikanten Einfluß auf die Magnesiumexkretion entfaltet. Dagegen demonstrierte Hollifield [81, 82] unter Langzeittherapie mit Hydrochlorothiaziden einen Magnesiummangel.

Kaliumsparende Diuretika (z. B. Amilorid, Triamteren), die am distalen Konvolut und im kortikalen Bereich der Sammelröhre angreifen,

Tabelle 1. Auswirkungen von Diuretika auf die Magnesiumausscheidung (131)

Wirkungsort im Nephron	Diuretikum	Effekt
Proximaler Tubulus	Carboanhydrasehemmer (Acetazolamid)	Gering
Henle-Schleife	Schleifendiuretika (Furosemid, Piretanid)	Stark ausgeprägt
Beginn des distalen Tubulus	Thiazide (Hydrochlorothiazid, Chlortalidon)	
	– Kurzzeittherapie	Gering
	– Langzeittherapie	Deutlich
Distales Konvolut	Kaliumsparende Diuretika (Amilorid, Triamteren)	Magnesiumsparend
	Aldosteronantagonisten (Spironolacton)	Magnesiumsparend (?)

scheinen einen magnesiumsparenden Effekt auszuüben [128, 131]. Dies trift wohl auch für Aldosteronantagonisten (z.B. Spironolacton [50]). Tabelle 2 enthält eine zusammenfassende Darstellung der Wirkungen von Diuretika im Hinblick auf Wirkungsort und mögliche Einflüsse auf die renalen Magnesiumausscheidungen [131].

Der Zusammenhang zwischen Magnesiummangel, Hypomagnäsemie und chronischer Diuretikaeinnahme ist durch mehrere klinische Studien belegt worden. Abraham et al. [1] ermittelten bei 155 Patienten mit akutem Herzinfarkt, die teilweise eine Diuretikatherapie erhielten, die Serumkalium- und Serummagnesiumkonzentrationen über einen Zeitraum von 6 Monaten. 48 Patienten erhielten Furosemid (50 mg/Tag) bei gleichzeitiger Kaliumsubstitution mit Kaliumchlorid (1200 mg/Tag). 37 Patienten erhielten Hydrochlorothiazid (50 mg/Tag) in Kombination mit Amiloridhydrochlorid (5 mg/Tag), die restlichen 70 Patienten blieben ohne Diuretikum. Die Serumkonzentrationen von Kalium, Magnesium und Kalzium waren nach Ablauf der 6 Monate nicht signifikant different. Signifikante Unterschiede ließen sich jedoch in den Konzentrationen von Kalium, Magnesium und Kalzium der Lymphozyten und Erythrozyten nachweisen. Hier waren die Werte für Kalium, Magnesium und Kalzium bei den mit Furosemid behandelten Patienen signifikant erniedrigt. Dagegen unterschieden sich die intrazellulären Elektrolytkonzentrationen der Patienten, die mit Hydrochlorothiazid bzw. Amilorid behandelt worden waren, nicht von den Patienten ohne Diuretika. Im Gegensatz zu diesen Autoren fand Hollifield [81, 82] unter Hydrochlorothiazidtherapie bei Hypertonika signifikant differente Konzentrationen der Elektrolyte durch Serumwerte, die Unterschiede waren dabei zu Dosis und Dauer der Medikation zu korrelieren. Zunächst wurden 50 mg Hydrochlorothiazid pro Tag verordnet, die Dosis wurde in Abhängigkeit von den Blutdruckwerten bis auf 200 mg pro Tag erhöht. Die als effektiv diagnostizierte Therapie wurde über insgesamt 24 Wochen beibehalten. Bei den Patienten unter hochdosierter Hydrochlorothiazidtherapie (200 mg über 24 Wochen) zeigte sich ein signifikanter Magnesiumverlust von etwa 25% der Ausgangsserumwerte, gleichzeitig fiel der Serumkaliumspiegel um ca. 35%. Bei Verwendung niedrigerer Dosen von Hydrochlorothiazid (≤50 mg) war der Magnesiumverlust geringer, jedoch auch hier von der Dauer der Therapie abhängig.

Besonders eindrucksvoll konnte die magnesiumausschwemmende Wirkung der Schleifendiuretika (Typ Furosemid) in einer Studie von Sheehan u. White [148] demonstriert werden. In dieser Studie wird über 21 Patienten mit chronischer Herzinsuffizienz berichtet, die eine Hypomagnesämie aufwiesen und über einen Zeitraum von 3 bis 12 Monaten mit Furosemid behandelt wurden. Die Serummagnesiumwerte lagen im Mittel bei 0,5 4 mmol/l (Referenzbereich 0,74–0,99 mmol/l). Auch in dem Multiple Risk Factor Intervention Trial [112] in welchem 12866 Patienten mit arterieller Hypertonie untersucht wurden, wurde bei 15% der Patienten, die Diuretika erhielten, ein signifikant erniedrigter Magnesiumserumspiegel nachgewiesen. Bei den eingesetzten Diuretika handelt es sich in der überwiegenden Mehrzahl der Fälle um Chlorthalidon bzw. Hydrochlorothiazid, die tägliche Dosierung betrug je 100 mg.

Die Bedeutung einer Kombinationstherapie mit Triamteren und Hydrochlorothiazid für die Magnesiumspeicher und die Serummagnesiumkonzentrationen wurde gleichfalls mehrfach belegt (s. auch Tabelle 2). Dyckner u. Wester [50] beobachteten unter Langzeittherapie mit Amilorid und Hydrochlorothiazid ein Anstieg der Magnesiumgewebskonzentrationen. Ein Anstieg der intrazellulären Magnesiumkonzentration in der Muskulatur wurde auch nach 6monatiger Therapie mit Spironolacton nachgewiesen [45].

In einer randomisierten Doppelblindstudie verglichen Murdock et al. [113] die Wirkungen von Amilorid (5 bzw. 20 mg) und Spironolacton (25 bzw. 100 mg) auf die Magnesium- und Kaliumkonzentrationen bei

Tabelle 2. Fallbeispiele von Patienten mit therapierefraktärem Kaliummangel und erfolgreicher Behandlung mit Magnesium

Autor	*n*	Diagnosen
Whang [178]	4	Alkoholismus (1), Kolonkarzinom (1), Diuretikatherapie
Shils [150]	7	postoperative parenterale Ernährung
Lim u. Jakob [99]	10	Vitium cordis, Diuretikatherapie
Wester u. Dyckner [173]	25	Herzinsuffizienz, Diuretikatherapie
Baehler et al. [14]	1	Bartter-Syndrom
Sheehan u. White [148]	9	Herzinsuffizienz, Diuretikatherapie
Dyckner et al. [49]	12	Dünndarmbypass wegen Adipositas
Whang u. Aikawa [175]	1	Alkoholismus

gleichzeitiger Gabe von Hydrochlorothiazid (100 mg täglich). Eine Monotherapie mit Hydrochlorothiazid führte bereits nach einer Woche zu einem signifikanten Abfall der Serumkaliumkonzentration. Der Serummagnesiumspiegel blieb unverändert, der intrazelluläre Magnesiumgehalt der Erythrozyten war jedoch signifikant erniedrigt. Die Zugabe von Amilorid führte dosisabhängig zu einem Anstieg der Serummagnesiumkonzentrationen, nach Spironolacton blieb die Magnesiumserumkonzentration unverändert.

Sowohl Spironolacton als auch Amilorid hatten einen nur geringen Einfluß auf den intrazellulären Elektrolytgehalt der Erythrozyten. Insgesamt wurden in dieser Studie recht hohe Dosen der jeweils untersuchten Diuretika eingesetzt, die auch schon in der kurzen Beobachtungsphase zu deutlichen Veränderungen der Serum- und/oder der intrazellulären Elektrolytkonzentrationen führten mit Entwicklung eines intrazellulären Magnesiummangels unter Hydrochlorothiaziden und Nachweis eines magnesiumsparenden Effektes in der Kurzzeittherapie mit Amilorid.

Zusammenfassend ist festzustellen, daß eine chronische Behandlung mit Diuretika häufig zum Magnesiummangel und zur Hypomagnesämie führt. Das Ausmaß der Veränderungen ist dabei entscheidend abhängig von der Auswahl des Diuretikums bzw. seinen Wirkungsmechanismen und Angriffspunkten am Nephron. Von großer Bedeutung ist darüber hinaus die Einwirkungsdauer der jeweiligen Substanz. Ein Magnesiummangel bzw. eine Hypomagnesämie kommen bei chronischer Diuretikaanwendung in erster Linie als Folge des Einsatzes von Schleifendiuretika zustande. Für die Therapie bedeutet dies, daß bei Langzeitanwendung der entsprechenden Präparate eine Magnesiumsubstitution angezeigt ist.

Magnesiummangel, Hypomagnesämie und Alkoholmißbrauch

Alkoholmißbrauch ist neben der Langzeittherapie mit Diuretika die häufigste Ursache für die Entstehung eines Magnesiumsmangels bzw. einer Hypomagnesämie. Ursächlich liegt eine Fehl- bzw. Mangelernährung vor, darüber hinaus wird ein Anstieg der glomerulären Filtrationsrate und der renalen Ausscheidung von Magnesium postuliert, wohl als Folge der durch Äthanol induzierten forcierten Diurese. Heaton et al. [77] ermittelten bei ca. 25% der Patienten mit chronischem Alkoholmißbrauch einen Magnesiummangel, wobei die Serumwerte durchschnittlich < 0,7 mmol/l betrugen. Bei den übrigen Patienten lagen die Magnesiumserumkonzentrationen in der Mehrzahl der Fälle überzufällig häufig an der unteren Normgrenze.

Der Magnesiummangel beim chronischen Alkoholkranken kann erhebliche Ausmaße annehmen, so daß einzelne schwerwiegende Krankheitssymptome als Folge des Magnesiummangels gedeutet werden können (s. unten). Hierzu liegen eine Reihe von Literaturmitteilungen vor, u. a. von Loeb et al. [100], Iseri et al. [85], Reddy et al. [127] und Khardori et al. [92].

Klinische Symptomatik des Magnesiummangels bzw. der Hypomagnesämie

Die klinischen Symptome des Magnesiummangels bzw. Hypomagnesämie als auch die Hypermagnesämie sind vielfältig und vieldeutig: Sheehan u. White [148] führen als Symptome eine allgemeine Abgeschlagenheit, Lethargie, Muskelschwäche und verminderte Muskeleigenreflexe an. Sie weisen darüber hinaus auf eine gehäufte Inzidenz von Vorhofflimmern hin. Shils [150] hebt eine neurologische Symptomatik sowie allgemeine Schwäche und Abgeschlagenheit, darüber hinaus auch Persönlichkeitsveränderungen vor. Diese Autoren verabreichten Patienten, die wegen eines operativen Eingriffs im HNO-Bereich über eine Magensonde ernährt wurden, eine Magnesiummangeldiät die nur 1/40 der normalerweise zugeführten täglichen Magnesiummenge enthielt. Die Magnesiummangeldiät wurde minimal 42 Tage, maximal 266 Tage verabreicht. 5 von 7 Patienten zeigten daraufhin ein oder mehrere neurologische Symptome: das Trousseau-Zeichen trat bei 5 Patienten auf, das Chovstek-Zeichen bei 2 Patienten. Muskelfibrillationen wurden bei 2 Patienten beobachtet, 3 Patienten entwickelten einen Tremor von Kopf und Händen, 2 Patienten zeigten eine Areflexie. Das Elektromyogramm war pathologisch.

Die neurologischen Zeichen eines Magnesiummangels bestehen aus Faszikulationen, Muskelkrämpfen, Parästhesien, Konzentrationsstörungen, psychische Erschöpfung und depressiven Verstimmungen. Es können aber auch gastrointestinale Störungen auftreten, dabei wird über Obstipationen, aber auch über Diarrhoen sowie abdominelle Kolliken berichtet. Vielfach werden auch Herzkreislaufsymptome, insbesondere Herzrhythmusstörungen und eine erhöhte Digitalisempfindlichkeit angegeben (s. S. 24).

Es ist festzustellen, daß eine klare Zuordnung klinischer Symptome zum Magnesiummangel und Hypomagnesämie oft nicht zuverlässig möglich ist. Dies konnte sehr eindrucksvoll von Whang u. Ryder [176] durch Blutprobenanalysen in einem großen Städtischen Krankenhaus nachgewiesen werden: von 1179 konsekutiven Blutproben, in denen eine Serumelektrolyse angefordert wurde, wurde von klinischer Seite in lediglich 81 Fällen eine zusätzliche Magnesiumbestimmung angestrebt. Es wurde nachträglich bei nahezu allen Proben auch Magnesium bestimmt, eine Hypomagnesämie wurde in 47,2% der Proben ermittelt, eine Hypermagnesämie in 5,7% der Fälle. Dies bedeutet, daß unter Berücksichtigung der angeforderten Magnesiumbestimmungen ca. 90% der Patienten mit Hypomagnesämie und ca. 86% der Patienten mit Hypermagnesämie klinisch nicht erkannt werden konnten. Entsprechend den Untersuchungen von Whang u. Ryder ist davon auszugehen, das bei systematischer Erfassung der Serummagnesiumwerte bei Krankenhauspatienten in einen hohen Prozentsatz Hypomagnesämien, seltener Hypermagnesämien gefunden werden. In der Mehrzahl dieser Fälle besteht dabei keine klinische Symptomatik als hinweisend für das Bestehen einer Elektrolytstörung im Sinne einer Hypo- bzw. Hypermagnesämie gewertet werden kann.

Die Zuordnung der klinischen und labormäßig erfaßten Befunde im Zusammenhang der Abweichungen der Serummagnesiumkonzentration von den Normwerten wird besonders dadurch erschwert, daß Magnesiumkonzentrationsabweichungen häufig mit anderen Elektrolytstörungen einhergehen. So hatten in der Untersuchung von Whang et al 61% der Patienten mit Hypokaliämie und 56% der Patienten mit Hyponatriämie gleichzeitig eine Hypomagnesämie. Die Arbeitsgruppe von Wong et al. [181] stellte fest, daß bei Patienten mit Hypomagnesämie signifikant häufig auch eine Hypokalzämie vorlag. In einer früheren Untersuchung von Whang et al. [179] zeigte sich bei 106 Patienten, die einen Serumkaliumspiegel $\leq$3,5 mmol/l aufwiesen, daß in 42% gleichzeitig ein Serummagnesiummangel vorlag. Patienten mit Hypophosphatämie (n = 127) wiesen überdurchschnittlich häufig, nämlich in nahezu 30% der Fälle auch ein erniedrigtes Serummagnesium auf. Von 518 Patienten, die Natriumwerte $\leq$130 mmol/l zeigten, hatten 23% eine signifikante Hypomagnesämie. Auch die Befunde von Boyd et al. [26] zeigen eine signifikant erhöhte Prävalenz von Hypomagnesämien bei Patienten mit Hypokaliämie. Während nur 25% der normokaliämischen Patienten erniedrigte Magnesiumwerte aufwiesen, war der Anteil bei hypokaliämischen Patienten über 38%.

Zusammenfassend ist festzustellen, daß bei unselektierten internististischen Patientengut häufig eine Hypomagnesämie nachgewiesen werden kann. Wichtigste Ursachen sind eine Langzeittherapie mit Diuretika und ein chronischer Alkoholabusus, darüber hinaus sind aber – wie oben dargestellt – auch zahlreiche andere pathophysiologische Bedingungen ursächlich beteiligt. Besonders eindrucksvoll ist die Inzidenz von Patienten mit Hypomagnesämie auf Intensivstationen, dies ist teilweise auf dort häufig anzutreffende Krankheitsbilder (z. B. akuter Myokardinfarkt), teilweise auf die parenterale Therapie, insbesondere auf den ausgiebigen Einsatz von Diuretika zurückzuführen.

Kalium- und Magnesiummangel

Wie bereits im vorangegangenen Abschnitt dargestellt, geht ein Mangel an Magnesium oft mit einem Defizit an Kalium einher und umgekehrt [26, 179]. Das gleichzeitige Auftreten von Kalium- und Magnesiummangel ist besonders häufig zu beobachten bei Patienten unter einer diuretischen Langzeittherapie, z. B. im Rahmen einer arteriellen Hypertonie oder in der Behandlung einer chronischen Herzinsuffizienz. Dies gilt insbesondere dann, wenn als Diuretikum ein Schleifendiuretikum bzw. Thiazid eingesetzt wurde. In vielen Fällen liegt ein intrazellulärer Mangel an Kalium und/oder Magnesium vor. Die Substitution des Kaliummangels durch Kaliumpräparate wird dabei durch das gleichzeitige Vorliegen einer Hypomagnesämie bzw. eines intrazellulären Magnesiummangels erschwert. In vielen Fällen erweist sich die Hypokaliämie als weitgehend therapie- bzw. substitutionsrefraktär sofern nicht gleichzeitig eine Magnesiumsubstitution erfolgt [49, 51, 175].

Die Ursachen für dieses Phänomen sind bisher nicht geklärt, diskutiert wird u. a. eine Beeinflussung der Natrium-Kalium-ATPase, die für die Aufrechterhaltung des Natrium-Kalium-Gradienten zwischen Intrazellulär- und Extrazellulärraum verantwortlich ist und für ihre Funktion das Metallo-Coenzym Magnesium benötigt. Darüber hinaus wird eine direkte Wirkung von Magnesium auf die Zellpermeabilität postuliert.

Die potentiellen Mechanismen einer wechselseitigen Beeinflußung der Magnesium- und Kaliumspeicher wurden in einer Reihe von experimentellen Studien untersucht. So stellten Whang et al. [177] nach einmonatiger magnesiumfreier Ernährung von Ratten fest, daß durch diese Maßnahme die Magnesiumkonzentration im Blut gesenkt und gleichzeitig die intrazellulären Kaliumkonzentrationen der Muskulatur signifikant reduziert wurden. Die Hypomagnesämie ging mit einer signifikanten Erniedrigung der intrazellulären Kaliumkonzentration der Muskelzelle einher, ohne daß eine Hypokaliämie bzw. ein intramuskulärer Magnesiummangel nachweisbar waren. Die Ausscheidung von Kalium war erhöht. Nach 2monatiger magnesiumfreier Ernährung waren auch die Magnesiumkonzentrationen intramuskulär erniedrigt, eine Hypokaliämie bestand weiterhin nicht. Die Kalziumwerte blieben unverändert. Die Untersuchungen zeigen, daß ein alimentärer Magnesiummangel zu einer Hypomagnesämie und gleichzeitig zu einem Kaliummangel der

Muskelzellen führen kann während ein intrazellulärer Magnesiummangel erst in einem späteren Stadium auftritt.

In der Arbeitsgruppe von Dyckner u. Wester [51] wurden Serumkalium- und intramuskuläre Kaliumkonzentrationen abhängig von Magnesiumkonzentrationen untersucht. Bei 54 Patienten mit erniedrigtem Serumkaliumspiegel konnten durch alleinige Kaliuminfusion zwar die Serumwerte von 3,4 auf 4,3 mmol/l erhöht werden, der intrazelluläre Kaliumgehalt der Muskelzelle blieb jedoch annähernd konstant. In einer weiteren Versuchsanordnung der gleichen Arbeitsgruppe [52] wurden insgesamt 34 Patienten in 3 Subgruppen unterteilt, in denen vor und nach Infusion von Magnesiumsulfat und/oder Kaliumchlorid eine Blutentnahme sowie eine Muskelbiopsie zur Analyse der Kalium- und Magnesiumkonzentrationen durchgeführt wurden. Hierbei zeigte sich, daß die Infusion von 30 mmol Magnesiumsulfat ausreichte, um die intrazellulären Kaliumkonzentrationen im Muskel signifikant zu erhöhen. Dabei blieb die intrazelluläre Magnesiumkonzentration unverändert. Durch zusätzliche Kaliuminfusion (40 mmol Kaliumchlorid) anschließend an die Magnesiuminfusion kam es zu einem Anstieg des Serumkaliums, die Kaliumkonzentration intramuskulär fiel dagegen leicht ab. Wurde zuerst Kalium infundiert, bewirkte dies zwar einen signifikanten Anstieg der Serumkaliumkonzentrationen, die Konzentration von Kalium in der Muskelzelle nahm jedoch leicht ab. Die anschließende Infusion von Magnesiumsulfat, bewirkte einen starken Anstieg der Serummagnesiumkonzentrationen und der intrazellulären Magnesiumkonzentration, darüber hinaus kam es auch zu einem signifikanten Anstieg der Kaliumkonzentration in der Muskelzelle. Dies zeigt, daß die Gabe von Magnesium ausreicht, um die intrazelluläre Kaliumkonzentration von Muskelzellen zu steigern. Die Infusion von Kalium führt dagegen nicht zu einer Konzentrationsteigerung intrazellulär sondern lediglich zu einem Anstieg der Serumkonzentration.

In Übereinstimmung mit diesen Beobachtungen von Dyckner et al. sind in der Literatur eine Vielzahl von Beobachtungen dokumentiert, die zeigen, daß eine alleinige Kaliumsubstitution oft nicht ausreicht, einen intrazellulären Kaliummangel zu beheben. Die wichtigsten Literaturbefunde sind in Tabelle 2 zusammengefaßt dargestellt. In alle in Tabelle 2 angeführten Fällen war eine Normalisierung der Serumkaliumwerte erst durch Magnesiumsubstitutionen zu erreichen. Die pathophysiologischen Mechanismen, die diesen Beobachtungen zugrunde liegen können, sind nicht eindeutig geklärt.

Hypothetisch werden v.a. 2 Effekte diskutiert:

1. eine direkte Wirkung des Magnesiums auf die Permeabilität der Zelle,
2. eine Beeinflußung der Natrium-Kalium-ATPase.

Ähnlich, wie Magnesium als essentielles Metallo-Coenzym bedeutend in eine Vielzahl von enzymatischen Reaktionen, z.B. im Proteinmetabolismus bei der oxidativen Phosphorylierung eingreift, so spielt es auch eine entscheidende Rolle bei der Aktivierung von ATPasen [145]. Das Enzym, welches vornehmlich für den Erhalt der Ionengradienten an der Herzmuskelzellmembran verantwortlich ist, stellt die die Natrium-Kalium-ATPase dar. Der Natriumgradient wird nahezu ausschließlich von diesem Enzymsystem aufrechterhalten. Der Kaliumgradient ist ebenfalls von der Natrium-Kalium-ATPase abhängig, zusätzlich greifen ein Magnesium abhängiges Natrium-Kalium-Chlorid sowie Kaliumchlorid Co-Transportsystem sowie darüber hinaus zusätzlich ein eigenes Kaliumtransportsystem ein. Der Kalziumgradient an der Muskelzelle wird durch eine ATP-betriebene Kalziumpumpe des Sarkolemms aufrechterhalten, darüber hinaus wahrscheinlich in bedeutendem Umfang durch einen ebenfalls vom Magnesium abhängigen Natrium-Kalzium-Austauschmechanismus.

Die Wirksamkeit von Magnesium bei der Behandlung der kaliumrefraktären Hypokaliämie und die antiarrhythmische Effektivität von Magnesiumsulfat bei i.v. Applikation bei Patienten mit digitalisinduzierten Arrhythmien lassen annehmen, daß Magnesium die Aktivität der Natrium-Kalium-ATPasen steigert [51, 174, 175]. So beobachtete Seller [146] im Tierexperiment, daß die arterielle Serumkonzentration von Kalium bei konstantem pH innerhalb von 6 min nach Injektion von Magnesiumsulfat signifikant abnahmen; er postuliete aufgrund dieser Beobachtung einen „Shift" von Kalium aus dem Extrazellulärraum in den Intrazellularraum. Dabei nahm er an, daß die Ionenverschiebung das Ergebnis einer magnesiuminduzierten Aktivierung der Membran-ATPase sei.

Die Notwendigkeit von Magnesium für die Funktionstüchtigkeit der Natrium-Kalium-ATPase ist gesichert. Noch ist nicht ausreichend geklärt, ob die Magnesiumwirkungen bei intrazellulärem Kaliummangel allein auf der Aktivierung dieses Enzymsystems zu erklären sind. So beobachteten Shine u. Douglas [151], daß die Applikation von 20 mmol Magnesiumchlorid bei Muskelzellen von Rattenherzsepten zu einer signifikanten Verminderung des Kaliumausstroms aus der Zelle und damit zu einer Zunahme des intrazellulären Kaliums führte; da dieser Prozeß aber auf einem insgesamt verringerten Austausch von Kalium zwischen Intra- und Extrazellulärraum bei verminderter Kaliumaufnahme und ebenfalls verminderter Kaliumabgabe beruhte und gleichzeitig der Natriumaustausch unverändert blieb, wurde eine Beteiligung der Natrium-Kalium-ATPase für eher unwahrscheinlich gehalten. Eine bedeutsame Aktivitätssteigerung dieses Enzyms hätte zwangsläufig neben einer Erhöhung des intazellulären Kaliums auch zu einem Natriumabfluß aus der Zelle führen müssen. Ähnliche Ergebnisse wurden auch durch Whang et al. [178] vorgelegt: Diese Autoren analysierten die Magnesium- und Kaliumkonzentration isolierter Rattenzwerchfellmuskelzellen, die sich in einer magnesiumarmen Nährlösung befanden. Bei magnesiumarmer Nährlösung wäre eine signifikant verminderte Aktivität der Natrium-Kalium-ATPase zu erwarten und somit einen Kaliumverlust sowie eine Natriumakkumulation der Muskelzelle. Die Autoren fanden aber lediglich eine Verminderung der intrazellulären Kaliumkonzentration, die Natriumkonzentration blieb auch in diesen Experimenten unverändert. Die Autoren führten dementsprechend die Magnesiumeffekte auf eine direkte Beeinflußung der Kaliumpermeabialität der Muskelzellmembran zurück.

Für die Wirksamkeit von Magnesium bei digitalisinduzierten Arrhythmien, die in verschiedenen Publikationen beschrieben wurde [115, 152, 157], werden ähnliche pathophysiologische Mechanismen diskutiert. Auch in diesem Zusammenhang ist die Bedeutung des Magnesiums für die Aktivierung der Natrium-Kalium-ATPase bisher nicht geklärt. Neff et al. [115] stellten bei experimentellen Versuchen an Hunden fest, daß sich die intrakoronare Kaliumkonzentration nach Gabe von Acetylstrophantidin erhöhte, ohne daß die zusätzliche Injektion von Magnesium zu weiteren eindeutigen Änderungen führte. Diese Autoren postulierten, daß eine Erhöhung der Magnesiumkonzentration die durch Strophanthin erzeugte Hemmung der Natrium-Kalium-ATPase antagonisieren könne, so daß anschließend das transmembranäre Transportsystem reaktiviert wäre. Auch Shine u. Douglas [152] untersuchten mögliche Wechselwirkungen zwischen Digitalis, Magnesium und dem transmembranären Kaliumaustausch der Herzmuskelzelle. Sie vermuteten, daß die Erhöhung der Magnesiumkonzentration nicht auf eine Antagonisierung der digitalisinduzierten Hemmung der Natrium-Kalium-ATPase beruhe, sondern vielmehr auf davon unabhängigen Effekten auf den transmembranären Kaliumausstrom. Unter Gaben von Glykosiden konnte trotz hoher Magnesiumapplikationen keine erhöhte Aufnahme von radioaktivmarkiertem Kalium festgestellt werden. Hieraus war zu folgern, daß die durch Glykoside bedingte Hemmung der Natrium-Kalium-ATPase fortbestand, während gleichzeitig Magnesium eine ausgeprägte Verminderung des Kaliumausstroms aus der Zelle und somit einen Anstieg der intrazellulären Kaliumkonzentrationen herbeiführte. Die Verstärkung der Inotropie als Folge der Glykosidgabe blieb unabhängig von der Magnesiumgabe erhalten.

In einer weiteren experimentellen Studie an Hunden untersuchten Specter u. Schwerzer [157] die Aktivität der Natrium-Kalium-ATPase von Herzmuskelzellen in Abhängigkeit von einer Vorbehandlung mit Magnesiumsulfatinfusionen. Signifikante Differenzen der Enzymaktivität zwischen vorbehandelten und unbehandelten Gewebspräparaten wurde nicht festgestellt. Die Autoren postulierten ebenfalls direkte Effekte auf die Zellmembran. Der mögliche zugrunde liegende Mechanismus ist auch hier nicht geklärt: diskutiert werden ein Wandel in der Konformation von Membranproteinen, des elektrischen Feldes oder eine kompetitive Hemmung des Transportsystems. Auch eine direkte Obstruktion von Ionenkanälen in der Zellmembran durch Magnesium wurde postuliert.

Magnesium – der „physiologische Kalziumantagonist"?

Kalziumionen sind für die Ausbildung des Aktionspotentials und für die muskuläre Kontraktion von essentieller Bedeutung. Dies gilt in gleicher Weise für die quergestreifte und die glatte Muskulatur, ebenso für den Herzmuskel. Das Aktionspotential des Herzmuskulatur wird wesentlich durch einen langsamen Kalziumeinstrom der nach dem Beginn des Natriumeinstroms einsetzt, geprägt [43]. Der Kalziumeinstrom ist die wesentliche Basis der Plateauphase des Aktionsprotentials. Neben dem potentialabhängigen Einstrom von Kalziumionen werden auch rezeptorvermittelte Ionenkanäle beschrieben. Der Ausstrom der Kalziumionen aus der Herzmuskelzelle wird durch die magnesiumabhängige Kalzium-ATPase gewährleistet. Die Auslösung einer Muskelkontraktion setzt den Einstrom einer geringen Menge von Kalziumionen in die Zelle voraus. Dieser transmembranäre Kalziumeinwärtsstrom führt zur Freisetzung weiterer Kalziumionen aus dem longitudinalen Tubulussystem des sarkoplasmatischen Retikulums, auf diese Aktivierung resultiert im Rahmen der elektromechanischen Kopplung ein Kontraktionsvorgang der Myofibrillen. In diesem Prozeß besteht eine eindeutige Abhängigkeit der Kalziumaktivierung von der Magnesiumkonzentration. Eine hohe intrazelluläre Magnesiumkonzentration kann die Freisetzung des Kalziums blockieren, niedrige Magnesiumkonzentrationen führen zur Wirkungsverstärkung. Im Hintergrund dieser pathophysiologischen Mechanismen wird ein Antagonismus der beiden Elektrolyte postuliert, der als „physiologischer Antagonismus“ bezeichnet wird [12, 47].

Dabei werden folgende magnesiumvermittelte pathophysiologische Abläufe innerhalb der Muskelzelle postuliert:

1) Hemmung der Kalziumfreisetzung aus dem sarkoplasmatischen Retikulum durch Interferenz und Antagonisierung des langsamen Kalziumeinstroms, der als Trigger für die intrazelluläre Kalziumfreisetzung wirkt;
2) Stimulierung der magnesiumabhängigen Kalzium-ATPase und hierdurch Entfernung von Kalziumionen aus dem Intrazellularraum und
3) kompetitive Hemmung der Kalziumione an den Rezeptoren der Troponinmoleküle.

Die aus diesen möglichen Wirkmechanismen resultierendem Effekt des Magnesium am Herzmuskel in situ können zu einer Abschwächung der Kontraktionskraft und zu einer Verminderung der Herzfrequenz führen. Aus der Abschwächung der Kontraktionskraft und der Verminderung der Herzfrequenz kann eine Abnahme des Sauerstoffverbrauchs des Herzens resultieren. Die Kontraktionsabschwächung an der glatten Muskulatur der Arterien kann eine Vasodilatation herbeiführen und hierdurch die myokardiale Durchblutung verbessern, darüber hinaus Koronarspasmen antagonisieren. In der Bilanz ist aus den Magnesiumeffekten eine antiischämische Wirkung, hierdurch auch eine antiarrhythmische Wirkung gegenüber ischämieinduzierten Herzrhythmusstörungen zu postulieren [39]. Experimentelle Untersuchungen liegen nahe, daß ein intrazellulärer Mangel an Magnesium zur Akkumulation von Kalziumionen führt. Als Ursachen hierfür werden eine ungehinderte Entleerung der Kalziumdepots und eine gleichzeitige Einschränkung des Abtransportes der Kalziumionen durch die magnesiumabhängige Kalzium-ATPase diskutiert. Hiermit wird auch die Ausfällung von Kalziumkristallen in den Mitochondrien von Zellen mit Magnesiummangel erklärt.

Diese möglichen Zusammenhänge wurden in einer Reihe experimentieller Untersuchungen eingehend analysiert. So fanden Dunnett u. Nayler [47] an Herzmuskelfasern von Meerschweinchen, daß bei erhöhten Kalziumkonzentration der Nährlösung eine erhöhte Kalziumfreisetzung aus dem longitudinalen Tubulussystem erfolgt. Bei sehr niedrigen Kalziumkonzentrationen fand dagegen ein langsamerer Zuwachs der Kalziummenge im sarkoplasmatischen Retikulum statt. Nach Anheben der Magnesiumkonzentration in der Nährlösung wurde eine deutliche Abnahme des Kalziumausstromes nachgewiesen. Fabiato u. Fabiato [60] induzierten phasische Kontraktionen in Herzmuskelfasern durch stetige Erhöhung der Kalziumkonzentration in der Nährlösung. Bei Anhebung der Magnesiumkonzentration resultierte dagegen nur eine einzige Kontraktion. Diese Beobachtungen wurden mit einer erhöhten Aufnahmebereitschaft des sarkoplasmatischen Retikulums für Kalziumionen erklärt mit der Folge, daß der kritische sarkoplasmatische Kalziumspiegel, der für eine Freisetzung von Kalzium aus den Speichern und damit für die Auslösung weiterer Kontraktionen notwendig ist, nicht mehr erreicht wird. Stephenson u. Podolsky [159] nahmen die isometrische Kraftentwicklung von Skelettmuskelfasern als Kriterium der Wirksamkeit verschiedener Kalzium- und Magnesiumkonzentrationen. In Anwesenheit von 1 mmol Magnesium wurde ein stetiger Anstieg der Kraftentwicklung der Muskelfasern bis hin zum Erreichen des Maximalwertes beobachtet (6 ± 1 s). Bei Steigerung der Magnesiumkonzentration um das 3fache (3 mmol/l) verzögerte sich der Anstieg der Kraftentfaltung bis zum Erreichen des Maximalwertes erheblich auf 91 ± 8 s. Auf der Basis dieser Beobchtungen wurde eine Abhängigkeit der Kraftentwicklung von einer magnesiumabhängigen vermehrten Kalziumspeicherung im sarkoplasmatischen Retikulum postuliert. Diese Vermutung wurde gestützt durch die Beobachtung, daß die isometrische Kraftentwicklung bei gleichzeitiger Gabe von Cadmium, welches die Kalziumaufnahme im sarkoplasmatischen Retikulum verhindert und die ATPase hemmt, wieder beschleunigt eintritt. Eine umgekehrte Relation gilt für die Muskelerschlaffung: wurde die Magnesiumkonzentration auf $\leq$(0,25 mmol) reduziert, so traten spontane Kontraktionen durch Entladung der Kalziumspeicher auf.

Aus diesen experimentiellen Ergebnissen wurden folgende Schlußfolgerungen gezogen:

1) Magnesium interferiert mit der Kalziumaufnahme in das sarkoplasmatische Retikulum,

2) Magnesium beeinflußt die Kalziumkonzentration im sarkoplasmatischen Retikulum und
3) die durch Magnesium kontrollierte Kalziumaufnahme in das sarkoplasmatische Retikulum kann konzentrationsabhängig zu einer Verminderung der Kontraktilität der Muskelfaser führen.

Den vasodilatatorischen Effekt des Magnesiums verdeutlichen die experimentellen Untersuchungen von Altura u. Altura [8] an Aortapräparaten von Kaninchen. Sie zeigten, daß eine durch Angiotensin, Kalium bzw. Acetylcholin induzierte Kontraktion der glatten Gefäßmuskulatur durch Magnesiummangel weiter verstärkt werden kann. Hypermagnesämie führt dagegen zur Muskelerschlaffung. Niedrige extrazelluläre Magnesiumkonzentrationen führen zu einer Erhöhung der extrazellulären Kalziumkonzentration, ohne daß der intrazelluläre Magnesiumgehalt durch diese Vorgänge beeinflußt wird. Ähnliche Effekte wurden auch an den Aortenpräparaten von Ratten nachgewiesen. Der zugrundeliegende Wirkungsmechanismus ist nicht geklärt; unter anderem wird eine direkte Beeinflussung der Zellmembran durch Magnesium mit der Folge eines erhöhten Kalziumeinstroms in die Zelle diskutiert. Eine weitere Hypothese besteht darin, daß Magnesium als Aktivator der Adenylatcyklase die Synthese von zyklischem AMP begünstigt, welches arteriell-vasodilatierende Eigenschaften aufweist; so könnte eine Hypermagnesämie zur Vasodilatation, eine Hypomagnesämie zu erhöhter Vasokonstriktion führen [9, 10].

Antagonistische Einfälle von Kalzium und Magnesium können auch am Parameter der Chronotropie dokumentiert werden. Schmidt et al. [138] untersuchten die Wirkungen von Magnesium und Kalzium auf die Herzfrequenz von 22 Herz-Lungen-Präparaten von Hunden. Eine Steigerung der Kalziumkonzentration um 1,8 mmol/l bewirkte einen Frequenzanstieg von 11,6 Schlägen/min. Mehrmalige Zugaben von Kalzium in der angegebenen Dosis bis zu einer Maximaldosis von 5,4–7,2 mmol/l, bewirkte eine weitere additive Frequenzsteigerungen von max. 34,8–46,4 Schlägen/min, während darüber hinaus gehende Dosissteigerungen eine Wiederabnahme der Spontanfrequenz herbeiführten. Die Kalziumeffekte blieben auch nach Entleerung der Katecholaminspeicher durch Reserpinisierung unverändert nachweisbar, erwiesen sich also als unabhängig von sympathischer Aktivierung. Äquimolare Dosen von Magnesium hatten einen negativ chronotopen Effekt. Bei Steigerung der Magnesiumdosen auf ≥5,4 mmol/l trat ein bedeutsamer Abfall der

Spontanfrequenz als direkte Wirkungen des Magnesiums auf den Sinusknoten auf. Die Frequenz nahm auf die Hälfte der Ausgangswerte ab, dieser Effekt konnte durch Gabe von Atropin nicht antagonisiert werden. AV-Blockierungen traten nicht auf. Da die chronotrope Wirkungen von Magnesium und Kalzium konzentrationsabhängig ein antagonistisches Verhalten zeigten und die Effekte in äquimolaren Bereichen auftraten, postulierten die Untersucher, daß Magnesium und Kalzium gegensätzlich an verschiedenen Stellen in den Mechanismus der Erregungsbildung eingreifen. Seifen [144] charakterisierte die negativ chronotropen Effekte des Magnesium als im wesentlichen unabhängig von der Ausgangskonzentration, dem gegenüber wurde bei Kalzium eine eindeutige Korrelation zur jeweiligen Ausgangskonzentration festgestellt. Hieraus wurde gefolgert, daß die positiv-chronotropen Effekte des Kalziums auf die Herzfrequenz bei niedrigen Ausgangskonzentrationen (unterhalb des Normbereiches) am stärksten ausgeprägt sind und bei höherer Konzentration sukzessiver abnehmen. Demgegenüber sei der negativ chronotrope Effekt des Magnesiums, unabhängig von den aktuellen Ausgangskonzentrationen in allen Dosierungsbereichen gleich. Hinzuzufügen ist noch aus diesen Experimenten, daß die negativ chronotropen Effekte des Magnesiums bei steigenden Kalziumkonzentrationen abnahmen, während mit steigender Magnesiumkonzentration der positiv chronotrope Effekt des Kalziums immer deutlicher ausgeprägt wurde. Da die Effekte von Magnesium und Kalzium auf die Herzfrequenz unabhängig von der Dauer der Inkubation mit den verschiedenen Nährlösungen waren, geht Seifen davon aus, daß die chronotropen Wirkungen dieser Ionen von ihren extrazellulären Konzentrationen abhängen. Die Autoren postulierten, daß eine Bindung von Magnesium und Kalzium an verschiedene Rezeptoren der Zellmembran für die Frequenzbeeinflussung verantwortlich ist.

Bei den hier referierten Befunden ist festzustellen, daß diese aus tierexperimentellen Modellversuchen erarbeitet und abgeleitet wurden, die in der Regel an isolierten Organen, überwiegend in unphysiologischen Dosierungsbereichen durchgeführt wurden. Aus diesen Experimenten kann dementsprechend nicht abgeleitet werden, ob für Magnesium auch unter klinischen Aspekten ein Einsatz als sog. „natürlicher Kalziumantagonist" diskutiert werden kann. Gleichwohl ergeben sich aus diesen experimentellen Befunden Hypothesen und Modellvorstellungen, die zum Verständnis einer klinischen Wirksamkeit des Magnesium bei Herzrhythmusstörungen und akutem Myokardinfarkt beitragen können.

Ischämische Herzerkrankung und Magnesium

In der wissenschaftlichen Literatur liegt eine Reihe von Mitteilungen vor, die eine Verminderung der intrazellulären Magnesiumkonzentration und eine erhöhte Kalziumkonzentration der Zellen bei Patienten mit ischämischer Herzkrankheit bzw. Zustand nach Myokardinfarkt beschreiben [z.B. 34, 55, 143]. Elwood et al. [55] teilten mit, daß bei Patienten die infolge einer ischämischen Herzerkrankung verstorben waren, intramyokardial eine Erniedrigung der Magnesiumkonzentration von 13% und eine Erhöhung der Kalziumkonzentration um 8% im Vergleich zu einer nicht nichtkardial erkrankten Kontrollgruppe festzustellen war. Die Unterschiede waren in solchen Fällen besonders ausgeprägt, in den eine arteriosklerotische Koronargefäßerkrankung schon über Jahre bestanden hatte. Auch Chipperfield u. Chipperfield [34] stellten einen deutlich erniedrigten Magnesium-Kalzium-Quotienten bei Patienten mit ischämischer Herzerkrankung fest. In diesen Untersuchungen waren die Unterschiede besonders deutlich bei solchen Patienten, die an einem plötzlichen Herztod verstorben waren.

Ein Teil der Literaturmitteilungen betrifft epidemiologische Untersuchungen, die einen möglichen Zusammenhang zwischen Inzidenz von koronarischämisch bedingten Todesfälle und Härtegrad (Magnesium-Kalziumkonzentrationen) des Trinkwassers nachgehen [40, 101, 123, 160]. „Weiches" Trinkwasser weist vergleichsweise geringere Magnesium- und Kalziumkonzentrationen auf und kann hierdurch zu einem alimentären Magnesiummangel führen oder beitragen [20]. Postuliert wird dabei u.a. [z.B. 11], daß erhöhte Kalziumwerte im Myokard Folge eines Magnesiummangels sind, der alimentär entstanden ist. Die Vermutungen werden aus Tierexperimenten mit Magnesiummangeldiät [143] abgeleitet, die ähnliche funktionelle und strukturelle myokardiale Veränderungen aufzeigen wie sie auch für die koronarischämische Erkrankung typisch sind. Dabei werden neben mitrochondrialen und sarkosomalen Schäden myokardiale Nekrosen und Verkalkungen beschrieben. Zusätzliche Gabe von Kalzium aggravierte diese Befunde.

Zusammenfassend ist für alle aufgeführten Literaturmitteilungen festzustellen, daß die zusammengetragenen Befunde spekulativ sind, die daraus abgeleiteten Folgerungen können als lediglich hypothetisch betrachtet werden. Eine für weitergehende Schlußfolgerungen notwendige Wahrscheinlichkeit der Zusammenhänge wird durch die vorliegenden Berichte nicht belegt.

Magnesium und digitalisassoziierte Herzrhythmusstörungen

Tierexperimentelle Untersuchungen zeigen, daß im Experiment die durch Digitalis induzierten Herzrhythmusstörungen durch die intravenöse Gabe von Magnesium supprimiert werden können [18, 38, 66]. Eine Reihe von klinischen Studien zeigt bei Patienten, die eine chronische Digitalistherapie in Kombination mit Diuretika erhalten hatten, ein statistischer Zusammenhang zwischen dem Serummagnesiumspiegel und dem Auftreten digitalisbedingter Arrhythmien [18, 38, 93, 177]. Eine große Zahl der dabei eingeschlossenen Patienten wies eine Hypomagnesämie auf, die als Folge der Diuretikatherapie oder als alimentär erklärt wurde [93, 99]. Insgesamt erlauben die in der Literatur mitgeteilten Befunde die Annahme, daß es bei Vorliegen einer Hypomagnesämie gehäuft zum Auftreten von Herzrhythmusstörungen unter chronischer Glykosidmedikation kommt. Darüber hinaus liegen Befunde vor, die einen ursächlichen Zusammenhang zwischen erniedrigten Magnesiumserumkonzentrationen bzw. intrazellulären Magnesiumkonzentrationen und dem Auftreten von toxischen Erscheinungen unter Digitalistherapie nahelegen. Aus diesen Beobachtungen wurde als therapeutisches Konzept abgeleitet, zur Therapie und Prävention glykosidtoxischer Reaktionen Magnesium einzusetzen.

Argumente, die für dieses Therapiekonzept sprechen, leiten sich bisher aus einer Reihe von veröffentlichten Untersuchungen ab, die sowohl bei Patienten mit erniedrigtem Serummagnesiumspiegel als auch bei Patienten mit normalen Serumkonzentrationen eine effektive Suppression digitalisinduzierter Herzrhythmusstörungen demonstrierten [38, 71, 98]. Auf der anderen Seite ist hervorzuheben, daß bei fehlender klarer Indikation unter Magnesiumsubstitution bei vorbestehender Glykosidtherapie schwerwiegende Erregungsleitungsstörungen auftreten können, die u. U. digitalisinduzierte Leitungsverzögerungen gefährlich verstärken können. Unklar ist insbesondere, ob Patienten, die einen normalen Serummagnesiumspiegel aufweisen, im Falle einer Digitalisintoxikation und bei Auftreten digitalisinduzierter Arrhythmien eine Behandlungsindikation für Magnesium haben. Hinzuzufügen ist ferner, daß gerade bei Patienten mit toxisch erhöhten Serumdigitaliskonzentrationen in einer beträchtlichen Anzahl von Patienten gleichzeitig eine Hypermagnesämie nachweisbar ist. Dies gilt insbesondere dann, wenn auch eine renale Ausscheidungsstörung vorliegt [18].

Der mögliche Wirkungsmechanismus von Magnesium bei der Suppression digitalisinduzierter Herzrhythmusstörungen ist ungeklärt. Herzglykoside wirken positiv inotrop. Dieser positiven Inotropie liegt zumindestens teilweise eine Hemmung der Natrium-Kalium-ATPase in der Membran der Myokardfasern zugrunde. Durch Erhöhung des intrazellulären Natriumspiegels wird die Elimination von Kalziumionen erschwert, dies führt zur Inotropieverstärkung. Toxische Dosen von Herzglykosiden blockieren die Natrium-Kalium-ATPase der Myokardzellmembran nahezu vollständig. Hieraus resultiert ein exzessiver Einstrom von Natrium und ein bedeutsamer Verlust an Kalium, konsekutiv tritt eine zunehmende Spontanaktivität der Muskelfasern auf, aus der auch tachykarde ventrikuläre Arrhythmien bis hin zum Kammerflimmern resultieren können. Dabei ist auch der Einstrom von Kalziumionen aus dem Extrazellulär- in den Intrazellulärraum erheblich gesteigert [95]. Die Wirkung von Magnesium könnte darin bestehen, daß Magnesium als Co-Faktor der Natrium-Kalium-ATPase die geschilderten Ionenbewegungen in ihrem Ausmaß vermindert, so daß spontane Automatien supprimiert werden.

Experimentelle Ergebnisse bei glykosidinduzierten Arrhythmien

Ghani u. Rabah [67] untersuchten die Wirkungen von intravenös verabreichtem Magnesium an 20 mischrassigen Hunden im Hinblick auf das Schwellenpotential zur Auslösung von Extrasystolen sowie auf die ventrikuläre Flimmerschwelle. 7 Hunde waren digitalisiert, 9 Tiere dienten als Kontrollgruppe. Es zeigte sich, daß bei den digitalisvorbehandelten Tieren signifikant höhere Energien eingesetzt werden mußten, um nach Auslösung von Kammerflimmern den Sinusrhythmus wieder herzustellen; in 40% der Fälle gelang die Defibrillation auch bei wiederholter Anwendung von Stromstößen mit 400 Ws nicht. Bei den übrigen 3 Tieren konnte die durch Digitalis induzierte extrasystolische ventrikuläre Arrhythmie durch Gabe von 100 mg/kg Körpergewicht Magnesiumchlorid suppremiert werden. In einer weiteren experimentellen Untersuchung, die ebenfalls an mischrassigen Hunden durchgeführt wurde, wurde die Wirksamkeit von Magnesium in der Behandlung digitalisbedingter ventrikulärer Tachyarrhythmien bei therapeutischer und prophylaktischer Gabe von den selben Autoren [66] geprüft. Es zeigte sich, daß ventrikuläre Tachyarrhythmien unter Einsatz einer 20%igen Magnesiumchloridlösung suppremiert werden konnten, innerhalb von 10 min nach Beginn der Applikation stellten sich supraventrikuläre Ersatzrhythmen ein. Nach durchschnittlich 20 min und einer Gesamtdosis von 11,7±1,9 ml einer 20%igen Magnesiumchloridlösung wurde schließlich ein regelmäßiger Sinusrhythmus registriert. Die Fortsetzung der Magnesiuminfusion führte in der Hälfte der Fälle zur Bradykardie, anschließend teilweise zur Asystolie. Unterblieb die Gabe von Magnesiumchlorid, so persistierten die digitalisinduzierten Tachyarrhythmien, in ca. 60% der Fälle trat Kammerflimmern auf. Erfolgte dagegen eine Vorbehandlung mit Magnesium, waren anschließend durch Digitalisierung keine Arrhythmien zu provozieren. Erst nach zusätzlicher Erhöhung der Digitalisdosis um 83% traten EKG-Veränderungen auf. Ein Versuchstier entwickelte eine ventrikuläre Tachykardie, die übrigen Tiere entwickelten AV-Überleitungsstörungen und Bradykardien, die in einzelnen Fällen bis zur Asystolie führten.

Die tierexperimentellen Befunde zeigen, daß durch i.v. Gaben von Magnesium eine Suppression tachykarder digitalisinduzierter Arrhythmien möglich ist. Magnesium kann dabei sowohl akut therapeutisch, als auch prophylaktisch eingesetzt werden. Eine Übertragbarkeit der experimentellen Ergebnisse auf die Therapiesituation des Menschen ist jedoch nicht ohne erhebliche Einschränkungen möglich: in den angeführten Tierexperimenten wurden sehr hohe Dosen von Magnesium eingesetzt, die eindeutig außerhalb des klinisch-therapeutischen Bereiches liegen. Diese Dosen sind beim Patienten nicht anwendbar, da sie mit den klinischen Zeichen einer Intoxikation, im kardialen Bereich mit Bradykardie, AV-Blockierungen und Asystolie einhergehen.

In einer experimentellen Untersuchung von Seller et al. [145] wurden die Zusammenhänge zwischen einem Magnesiummangel (Hypomagnesämie) und der Wirkung von Digitalispräparaten untersucht. Die Untersuchungen wurden an mischrassigen Hunden durchgeführt, eine Hypomagnesämie wurde mittels selektiver Magnesiumelimination durch Hämodialyse erzeugt [145]. Verglichen wurden die Strophanthineffekte bei Tieren mit normalen Magnesiumserumwerten unter Glykosidexposition und solchen Tieren mit zuvor erzeugter Hypomagnesämie. Bei allen Tieren bewirkte die i.v. Gabe von Strophanthin toxische Reaktionen, die als AV-Dissoziation, supraventrikuläre Tachykardien, ventrikuläre Tachyarrhythmien und bradykarde Ersatzrhythmen registriert wurden. Bei den Tieren mit Hypomagnesämie war die für diese Effekte erforderliche Glykosidgabe signifikant niedriger als bei den Tieren mit normalen Serummagnesiumspiegeln. Eine Verminderung des Serummagnesiumspiegels um 44% ging mit einer Reduktion der für toxische Effekte erforderlichen Digitalisdosis um ca. 26% einher. Die anschließende Infusion einer 25%igen Magnesiumsulfatlösung führte in 76% der Fälle zur Wiederherstellung eines normalen ungestörten Sinusrhythmus. 24% der Versuchstiere verhielten sich therapierefraktär.

Zusammenfassend ist festzustellen, daß in diesen Experimenten gezeigt wurde, daß ein Magnesiummangel für arrhythmogene Effekte von Digitalisglykosiden sensibilisiert. Magnesiumsubstitution kann die toxischen Glykosidwirkungen in der Mehrzahl der Fälle antagonisieren. Auch für diese Experimente ist festzustellen, daß eine Übertragung der Ergebnisse auf die Therapiesituation des Menschen wesentlich dadurch eingeschränkt ist, daß hohe klinisch nicht anwendbare Dosen von Magnesium eingesetzt wurden.

Schwinger et al. [141], prüften die Effekte von Magnesium im Hinblick auf positiv inotrope bzw. auch toxische Eigenschaften von Strophanthin an Trabekeln aus dem rechten Herzohr des Menschen. In diesen Experimenten zeigte sich ein konzentrationsabhängiger negativ inotroper Effekt des Magnesiums. Strophanthin zeigte im Unterschied dazu einen konzentraktionsabhängigen positiv inotropen Effekt; der positiv inotrope Effekt blieb auch nach Erhöhung der Magnesiumkonzentration von 1 auf 2 mmol/l unverändert bestehen. Die Untersucher zeigten, daß toxische Strophanthinwirkungen unter höheren Magnesiumkonzentration (2 mmol/l) der Nährlösung signifikant später auftraten als bei niedrigeren Konzentration (1 mmol/l), daß auch aus diesen Experimenten prinzipiell ein protektiver Effekt des Magnesiums gegenüber toxischen Glykosideffekten am Herzen abzuleiten ist.

Digitalistherapie und Magnesium

Singh et al. [153] ermittelten die Serummagnesiumwerte von 19 Kindern, die aufgrund verschiedener Indikationen chronisch mit Digitalispräparaten behandelt wurden. 9 der 19 Kindern wiesen Zeichen einer Digitalisintoxikation auf, dabei handelte es sich in der Mehrzahl der Fälle um gehäuft auftretende ventrikuläre Extrasystolen, in 4 Fällen bestand ein AV-Block II. Grades. 8 der 19 Kindern zeigten eine Hypomagnesämie (Magnesium <0,75 mmol/l), 5 der 8 Kinder wiesen gleichzeitig die Zeichen einer Digitalisintoxikation auf. Die Serumkaliumkonzentrationen lagen in allen Fällen im Normbereich. Die erniedrigten Serummagnesiumwerte ließen sich in 68% der Fälle als Folge einer Diuretikatherapie erklären. In 3 Fällen mit Hypomagnesämie und ausgeprägter ventrikulärer Extrasystolie konnte durch Gabe von 10–20 ml einer 20%igen Magnesiumsulfatlösung eine Suppression der Arrhythmien innerhalb von 10–30 min. erreicht werden. Cohen u. Kitzes [38] berichten über 7 Patienten, bei denen unter chronischer Diuretika- und Digitalistherapie (Serumdigoxinspiegel im Normbereich) rezidivierend supraventrikuläre Tachykardien auftraten. 5 der 7 Patienten wiesen normale Magnesiumserumkonzentrationen auf, in allen Fällen bestand ein intrazellulärer Magnesiummangel. Durch i.v. Bolusinjektionen einer 20%igen Magnesiumsulfatlösung konnten die Tachykardien in allen Fällen suppremiert werden. Zur weiteren Substitution folgte dann alle 4 h die Gabe von 0,5 mmol Magnesiumsulfat/kg Körpergewicht i.m. in insgesamt 5 Dosen. Durch die Untersuchung von Cohen u. Kitzes wird wiederum deutlich, daß die Serummagnesiumwerte nicht representativ sind für den intrazellulären Magnesiumgehalt der Herzmuskelzellen. Dabei ist die intrazelluläre Magnesiumkonzentration für die Arrhythmogenese von entscheidender Bedeutung. Es kann ein intrazellulärer und insbesondere ein myokardialer Magnesiummangel bestehen, ohne daß sich eine Hypomagnesämie manifestiert hat. Der intrazelluläre Magnesiummangel bewirkt eine Inbalance von Digitalis- und Magnesiumkonzentrationen, aus der dann toxische Reaktionen entstehen können. Diese Untersuchung verdeutlicht, daß der Einsatz von Magnesiumsulfat auch bei Patienten mit normalen Serummagnesiumwerten indiziert sein kann, um kardiotoxische Auswirkungen einer Glykosidmedikation zu antagonisieren. Generell ist festzustellen, daß eine Hypomagnesämie bei Patienten unter langjähriger Digitalistherapie und v.a. bei Patienten mit Zeichen der Digitalisintoxikation gehäuft registriert wird.

Whang et al. [177] untersuchten in einer Reihenuntersuchung an digitalisierten Patienten die Serummagnesium- und Serumkaliumkonzentrationen. Sie stellten eine Hypomagnesämie in 19% der Fälle und eine Hypokaliämie in 9% der Fälle fest. Diese Befunde konnten allerdings von Sonnenblick et al. [156] nicht betätigt werden. In einem Kollektiv von Patienten, die Zeichen der Digitalisintoxikation aufwiesen, stellten sie durchgehend normale Magnesiumserumspiegel fest. Kim et al. [93] konnten dagegen bei insgesamt 21 Patienten mit digitaliskorrelierten Arrhythmien niedrigere Serumkonzentrationen nachweisen als in einem unbehandelten Vergleichskollektiv. Die Untersucher fanden keine eindeutigen Zusammenhänge zwischen Magnesiumserumkonzentrationen und Digitalistherapie stellten jedoch signifikant erniedrigte Magnesiumspiegel ($\leq$0,7 mmol/l) bei den Patienten mit Zeichen einer Digitalisintoxikation fest. Nach Absetzen der Digitalismedikation und Beseitigung der Intoxikationserscheinungen stiegen die Serummagnesiumkonzentrationen an, ohne daß eine Substitution erfolgte. Storstein et al. [161], führten Untersuchungen bei insgesamt 649 Patienten mit chronischer Digitalismedikation durch. 30 Patienten wiesen Zeichen einer Glykosidintoxikation auf. Die Serummagnesiumkonzentrationen dieser Patienten lagen mit 0,75 mmol/l im Mittel signifikant niedriger als bei Patienten, die keine Intoxikationsserscheinungen zeigten. Ähnliche Befunde werden auch von Beller et al. [18] berichtet: Beller et al. wiesen bei insgesamt 38 von 120 Patienten, die Langzeit digitalisiert wurden, Zeichen der Digitalisintoxikation nach. Die Inzidenz von Hypomagnesämien war in dieser Gruppe mit 21% signifikant höher als bei den übrigen 82 Patienten ohne Intoxikationserscheinungen. Keine eindeutigen Korrelationen bestanden zwischen Hypomagnesämie, relativ niedrigen Serumdigitaliskonzentrationen und toxischen Phänomenen. Young et al. [186] prüften die Serummagnesiumkonzentrationen sowie die intrazelluläre Magnesiumkonzentrationen bei insgesamt 81 stationären Patienten, die eine Digoxintherapie erhielten. Sie unterschieden solche Patienten mit den Zeichen einer Digitalisintoxikation von klinisch unter diesem Aspekt unauffälligen Patienten. Die Patienten mit Intoxikationen wiesen signifikant erniedrigte Serummagnesiumkonzentrationen und intrazelluläre Magnesiumkonzentrationen im Vergleich zu Patienten ohne Intoxikationserscheinungen auf. Bei Nachweis eines Magnesiummangels traten die Zeichen der Digitalisintoxikation bei niedrigeren Serumdigoxinkonzentrationen auf als bei solchen Patienten, die keinen Magnesiummangel zeigten.

Eine Reihe von Studien beschäftigt sich mit der Frage, ob zwischem dem Auftreten von Vorhofflimmern, einer chronischen Glykosidmedikation und den Serummagnesiumkonzentrationen gesicherte Zusammenhänge bestehen. Sheehan u. White [148] beschrieben erstmals eine verminderte therapeutische Wirksamkeit von Digoxinpräparaten bei Patienten mit Hypomagnesämie und Vorhofflimmern, die therapeutische

Wirksamkeit ließ sich durch Normalisierung der Serummagnesiumkonzentrationen steigern. De Carli et al. [42] konnten nachweisen, daß bei Patienten mit Vorhofflimmern und Magnesiummangel signifikant mehr Digoxin i.v. eingesetzt werden mußte, um eine Wiederherstellung des Sinusrhythmus zu erreichen. Von den 25 Patienten dieser Studie, die wegen einer absoluten Arrhythmie bei Vorhofflimmern behandelt wurden, hatten 9 Patienten (20%) eine Hypomagnesämie mit Magnesium-Serumkonzentrationen (≤0,7 mmol/l). Sheehan u. White [148] teilten mit, daß die erforderliche Digitalisdosis zur Rhythmisierung von Vorhofflimmern durch Gabe von Magnesium vermindert werden konnte.

Zusammenfassend implizieren diese Untersuchungen einen Zusammenhang zwischen Hypomagnesämie und der Wahrscheinlichkeit des Auftretens von Herzrhythmusstörungen, insbesondere Vorhofflimmern im Rahmen einer Glykosidbehandlung; darüber hinaus wird eine Wirksamkeitssteigerung der Glykoside in der Konversionsbehandlung des Vorhofflimmerns durch Addition von Magnesium, insbesondere bei Hypomagnesämie, beschrieben. Die in der Literatur dokumentierten Befunde sind allerdings im Hinblick auf verbindliche Therapierichtlinien unzureichend: die Zahl der in dieser Studie eingeschlossenen Patienten ist generell zu niedrig um statistisch signifikante Aussagen zu ermöglichen. Darüber hinaus ist speziell im Hinblick auf die Therapie des Vorhofflimmerns festzustellen, daß es bisher keinen Nachweis gibt, daß Digitalis geeignet ist, eine überzufällige Konversionsrate bei Vorhofflimmern herbeizuführen. Dementsprechend sind Berichte über eine Verbesserung der Digitaliseffekte bei Zugabe von Magnesium nur schwer einzuordnen. Die Untersuchungen führen keine systematische Trennung von Patienten mit chronischem Vorhofflimmern und solchen mit paroxysmalem Vorhofflimmern durch, bei denen eine hohe spontane Konversionsrate bekannt ist. Die von der Mehrzahl der Autoren gegebenen Empfehlungen, bei Patienten unter chronischer Digitalistherapie, insbesondere wenn zusätzlich Diuretika eingesetzt werden, regelmäßig auch den Magnesiumserumspiegel zu überprüfen und ggf. eine Substitutionsbehandlung herbeizuführen, kann dementsprechend auf der Basis der vorliegenden Literaturergebnisse nicht *vorbehaltlos* zugestimmt werden.

Sinusknotenfunktion und Magnesium

Der Einsatz von Magnesium bei Tachykardien wurde erstmals 1935 durch Zwillinger [188], später auch durch Boyd u. Scherf (1943) [27] beschrieben. Die Autoren beschrieben eine Abnahme der Herzfrequenz und postulierten ursächlich einen depressorischen Effekt auf den Sinusknoten und den AV-Knoten. In weiteren experimentellen Studien wurden die Wirkungen verschiedener Magnesiumkonzentrationen auf die Spontanfrequenz isolierter Vorhofpräparate (unter Ausschluß des AV-Knoten) analysiert. Woods et al. [185] perfundierten Hundevorhofpräparate mit einer Nährflüssigkeit, deren Magnesiumkonzentration variabel waren. Eine magnesiumfreie Nährlösung bewirkte einen Anstieg der Sinusfrequenz um 36% im Vergleich zu Kontrollen; eine Verdoppelung der Magnesiumkonzentration führte dagegen zu einer Abnahme der Sinusfrequenz um 19%. Zusätzliche Gaben von Propranolol bzw. Atropin beeinflußten diese Veränderungen nicht, sie waren dementsprechend von parasympatischen bzw. sympatischen Effekten unabhängig. Die Autoren postulierten – aufbauend auf diesen Beobachtungen – einen direkten elektrophysiologischen Effekt von Magnesium auf die transmembranären elektrischen Prozesse des Sinusknoten. Auch Toda u. West [164] beschrieben einen negativ chronotropen Effekt von Magnesium, darüber hinaus stellten diese Autoren auch eine Hemmwirkung auf das parasympatische System fest. Sie postulierten, daß Magnesium einerseits direkt eine Abnahme der Sinusknotenautomatie herbeiführt, andererseits indirekt über eine Blockade des Vagus zu einer Frequenzerhöhung führt. Dabei wurde eine Hemmung der Acetylcholinausschüttung postgangulärer Endigungen am Sinusknoten vermutet.

In Übereinstimmung mit den Ergebnissen von Woods stellten auch Toda u. West fest, daß die Schrittmacherpotentiale unter dem Einfluß verschiedener Magnesiumkonzentrationen keine Veränderungen erfuhren. Das maximale diastolische Potential blieb konstant, signifikante Änderungen der Amplituden der Aktionsprotentiale traten nicht auf. Das Schwellenpotential nahm unter Erhöhung der Magnesiumkonzentration in der Nährlösung ab. Diese Abnahme ging mit einer Verminderung der diastolischen Spontandepolarisation einher, die ihrerseits der Mechanismus der Frequenzsenkung war. Auch in den Untersuchungen von Op't Hof u. Mackaay [117], die an Vorhofpräparaten von Kaninchen durchgeführt wurden, wurde ein negativ chronotroper Effekt des

Magnesiums bei erhöhten Konzentrationen der Nährlösung nachgewiesen. Diese Autoren stellten eine lineare Beziehung zwischen der Verlängerung der elektrischen Zykluslänge der Herzerregung und der Magesiumkonzentration der Nährlösung fest. In einer weiteren Studie [118] dokumentierten die gleichen Untersucher Unterschiede der Magnesiumwirkung in verschiedenen Abschnitten des Sinusknotens. Sie zeigten, daß die Abnahme der diastolischen Spontandepolarisation unter erhöhten Magnesiumkonzentrationen in den kranialen Abschnitten des Sinusknotens geringer ausgeprägt war als in den kaudalen. Wurde die Temperatur der Sinusknotenzellen von 38 °C auf 30 °C reduziert, so übernahmen die kaudalen Zellen die Schrittmacherfunktion. Durch Erhöhung der Magnesiumkonzentration auf 6 mmol/l konnte die Schrittmacherfunktion der kaudalen Zellen supprimiert werden, so daß die kranialen Zellen erneut die Spontandepolarisation auslöste.

In guter Übereinstimmung mit diesen Ergebnissen zeigten Schmidt et al. [138] und Seifen [144] eine direkte Suppression der Erregungsbildung im Sinusknoten unter dem Einfluß steigender Magnesiumkonzentrationen. Auch in diesen Experimenten führte Magnesium in steigender Dosierung zu einer Zunahme der Zykluslänge der Erregungsbildung und hierdurch zu einer Abnahme der Schlagfrequenz. Dabei erwies sich in den Experimenten von Schmidt et al. [138] die leitungsverzögernde Wirkungen des Magnesiums als unabhängig vom Parasympatikotonus. Die Gabe von Atropin war dementsprechend nicht geeignet, eine magnesiuminduzierte Bradykardien zu antagonisieren.

Smith et al. [155] untersuchten in Einfluß i.v. Gaben von Magnesiumsulfat auf die sinuatriale Leitungszeit in Experimenten an insgesamt 11 mischrassigen Hunden. In 2 Fällen wurde eine höhergradige SA-Blockierung unter dem Einfluß von Magnesium nachgewiesen. Dabei lag der Magnesiumspiegel mit einer Konzentration von über 7,5 mmol/l in diesen Experimenten allerdings deutlich außerhalb physiologischer Konzentrationen.

Die oben aufgeführten experimentellen Befunde, die eine depressorische Wirkung des Magnesiums auf die Erregungsbildung im Sinusknoten belegen, können in ihrer klinischen Bedeutung zur Zeit nicht endgültig bewertet werden. Bei therapeutischer Anwendung von Magnesium waren entsprechende bradykardisierende Effekte als Folge einer Depression der Sinusknotenautomatie bisher weder in elektrophysiologischen Untersuchungen noch bei klinisch-therapeutischer Anwendung in gleicher Weise zu belegen. So fanden Bernstein u. Simkins [19] nach Gabe von 1 g Magnesiumsulfat i.v. bei 34 herzgesunden Patienten keine eindeutigen Änderungen der Herzfrequenz, insbesondere keine signifikante Bradykardie. Szekeley [162] konnte nach Applikation von 4 g Magnesiumsulfat bei 10 Patienten ebenfalls keine signifikante Abnahme der Sinusfrequenz nachweisen. In einer elektrophysiologische Studie von Kulick et al. [96], die an 8 Patienten mit Serummagnesium im Normbereich und im übrigen unauffäligen kardiologischen Befunden durchgeführt wurde, war gleichfalls nach i.v. Gabe von Magnesiumsulfat keine signifikante Abnahme der Sinusfrequenz nachweisbar. Die in diesen Untersuchungen applizierten Dosen von Magnesium führten zu einem Anstieg des mittleren Serumspiegels von 0,78 mmol/l auf 1,8 mmol/l. Die korrigierte bzw. nicht korrigierte Sinusknotenerholungszeit änderte sich gleichfalls nicht signifikant, lediglich die sinuatriale Leitungszeit nahm zu. Auch Etienne et al. [59] und Di Carlo et al. [46] konnten keinen signifikant depressorischen Effekt von Magnesium auf die Sinusknotenfrequenz ermitteln. In beiden Untersuchungen war allerdings die Sinusknotenerholungszeit unter dem Einfluß von Magnesium verlängert: dabei applizierten Di Carlo et al. 6 g Magnesiumsulfat i.v., Etienne et al. 3 g Magnesiumsulfat. In den Untersuchungen von Etienne et al. war auch die sinuatriale Leitungszeit signifikant verlängert. Die differenten Befunde sind möglicherweise darauf zurückzuführen, daß teilweise [96] herzgesunde Patienten untersucht werden, teilweise [46, 59] Patienten mit verschiedenen organischen kardialen Erkrankungen Magnesium erhielten. In den Untersuchungen von Etienne et al. sowie Di Carlo et al. war auch das Durchschnittsalter der Patienten mit 54 Jahren gegenüber 27 Jahren in den Untersuchungen von Kulick et al. deutlich erhöht, und auch die verabreichten Dosen von Magnesiumsulfat waren höher; so wurden in den Untersuchungen von Di Carlo et al. ein durchschnittlicher Serummagnesiumspiegel von 2,2 mmol/l erzielt.

Weitere klinische Hinweise für eine Beeinflußung der Sinusknotenfunktion durch i.v. Gaben von Magnesium finden sich auch in der LIMIT-2-Studie (Leicaster Intravenous Magnesium Trial-2). In dieser Studie wurden insgesamt 2361 Patienten mit Verdacht auf akuten Myokardinfarkt einer Magnesiumsulfatgabe zu einer Magnesiumsulfatgruppe oder einer Placebogruppe randomisiert. Es zeigte sich, daß die Inzidenz von Sinusbradykardien in der Magnesiumbehandlungsgruppe im Vergleich zur Placebogruppe signifikant erhöht waren [183].

Zusammenfassend ist unter Berücksichtigung aller vorliegenden experimentellen und klinischen Befunde festzustellen, daß Magnesium eine dosisabhängige depressorische Wirkung auf den Sinusknoten ausübt. Die Bedeutung dieser Befunde bei klinisch-therapeutischer i.v. Anwendung des Magnesiumsulfats muß in systematischen Untersuchungen weiter geprüft werden. Zwar ist auch in den klinischen Befunden ein depressorischer Effekt prinzipiell erkennbar, die Frage, ob eine relevante Automatiehemmung bei klinisch-therapeutischer Anwendung, insbesondere auch bei Patienten mit Sinusknotensyndromen oder anderen Ursachen der Bradykardie auftritt, ist jedoch nicht genügend geklärt. Dementsprechend ist es nicht möglich, auf der Basis dieser Befundtherapie Anweisungen bzw. Hinweise für Einschränkungen der Anwendbarkeit bei definierten Erkrankungen des Sinusknotens oder unter bestimmten pathophysiologischen Bedingungen zu geben.

Magnesiumwirkungen auf das spezifische Erregungsleitungssystem

Die Wirkungen von Magnesium auf elektrokardiographische Parameter wurden in einer Vielzahl von Untersuchungen geprüft. Smith et al. [155] wiesen an 11 mischrassigen Hunden eine signifikante Verlängerung der PR-Zeiten unter steigenden Dosen von Magnesium nach. Gleichzeitig nahm die Herzfrequenz signifikant ab. Watanabe u. Dreifus [170] zeigten eine mit 18% signifikante Verlängerung der AV-Leitungszeit unter dem Einfluß von Magnesium an isolierten Kaninchenherzen. Dabei wurden vergleichsweise hohe Konzentrationen von 6,3 mmol/l eingesetzt. Nishimura et al. [116] fanden in einer ähnlichen Versuchsanordnung eine über 30%ige Verlängerung der AV-Leitungszeit bei Magnesiumkonzentrationen um 5 mmol/l.

Die experimentellen Befunden konnten klinisch in verschiedenen Untersuchungen bestätigt werden. Dabei erwies sich erwartungsgemäß die leitungsverzögernde Wirkung des Magnesiums am AV-Knoten als dosisabhängig. Bernstein und Simkins [19] applizierten 1 g Magnesiumsulfat i.v. bei 34 Patienten ohne organische Erkrankung des Herzens. In dieser Versuchsanordnung nahmen die PR-Intervalle bzw. die QRS-Dauer nicht signifikant zu. Boyd u. Scherf [27] fanden dagegen nach Gabe von 1,5–3 g Magnesium bei 10 Patienten mit paroxysmalen Tachykardien eine leichtgradige Verlängerung der PR-Intervalle bei insgesamt 3 Patienten. Ebenfalls leichtgradige Verlängerungen der PR-Intervalle wurden von Enselberg et al. [57] nach Applikation von 4 g Magnesium i.v. beobachten. In einer Untersuchung an 10 Patienten mit verschiedenen organischen Erkrankungen des Herzens zeigten Di Carlo et al. [46] bei Gabe von 6 g Magnesiumsulfat i.v. eine signifikante Verlängerung des PR-Intervalls, in diesen Untersuchungen betrug der mittlere Magnesiumserumspiegel 2,2±0,16 mmol/dl. Dabei verlängerte sich die PR-Zeit von 167±19 ms auf 187±18 ms. Herzfrequenz, QRS-Dauer und QT-Intervall veränderten sich nicht signifikant. In den HIS-Bündel-Leitungszeiten nahm das AH-Intervall von 82±22 ms auf 97±17 ms zu. Effektive, relative und absolute Refraktärzeit stiegen jeweils an. Die Refraktärzeiten von Vorhof- und Ventrikelmyokard veränderten sich dagegen nicht. Etienne et al. [59] fanden ähnliche Ergebnisse nach Gabe von 1,5 bzw. 3,0 g Magnesiumsulfat i.v. Die Untersucher stellten fest, daß die QR-Dauer parallel zur Dosis anstieg, so nahm die AH-Zeit um 5% zu nach 1,5 g Magnesiumsulfat, um 10% nach Gabe von 3 mg Magnesiumsulfat. Die Refraktärzeiten des AV-Knotens nahmen gleichfalls signifikant zu.

In elektrophysiologischen Untersuchungen an 10 Patienten ohne organische Herzkrankheit zeigte sich nach i.v. Gabe von Magnesiumsulfat eine signifikante Verlängerung des AH-Intervalls von 77±27 ms auf 83±26 ms (Kulick et al. [96]). Der AV-Wenckebach-Punkt änderte sich nicht. Die Refraktärzeiten des AV-Knotens nahmen jedoch signifikant zu, die Refraktärzeiten von rechten Vorhof- und rechten Ventrikelmyokard blieben hingegen unverändert. Der Magnesiumspiegel stieg in diesen Untersuchungen von durchschnittlich 0,78±0,04 mmol/l auf 1,80±0,07 mmol/l an.

Watanabe [171] prüfte die Änderungen der atrioventrikulären Überleitungszeit an Kaninchenherzpräparaten bei unterschiedlichen Kaliumkonzentrationen in Abhängigkeit von verschiedenen Magnesiumkonzentrationen. Bei erhöhten Magnesiumwerten (6,3 mmol/l) zeigte sich bei allen 3 untersuchten Kaliumkonzentrationen (1,5; 4,5; 7,5 mmol/l) eine signifikante Zunahme der Überleitungszeiten. Die Zunahme war besonders ausgeprägt, wenn gleichzeitig eine Hyper- oder Hypokaliämie vorlag. Bei erniedrigtem Magnesiumgehalt (0,7 mmol/l) wurde die AV-Überleitung bei den verschiedenen Kaliumkonzentrationen nicht signifikant verändert. Eine genauere Analyse der einzelnen Leitungsabschnitte des His-Purkinje-Systems ergab in diesen Experimenten, daß sich die intraatriale und die His-Purkinje-Überleitungszeit nur unwesentlich und statistisch nicht signifikant änderten, während die intranodale Leitungszeit zwischen den perinodalen und atrialen Fasern und den distalen His-Bündel-Fasern um 43% und statistisch signifikant zunahm.

Zusammenfassend ist aufgrund übereinstimmender experimenteller und klinischer Befunde festzustellen, daß erhöhte Magnesiumkonzentrationen ein weiteres Verlangsamen im AV-Knoten bewirken. Die Refraktärzeiten des AV-Knotens nehmen signifikant zu, die Wirksamkeit betrifft in erster Linie die infrahisische Erregungsausbreitung. Dabei besteht eine zusätzliche Abhängigkeit der Überleitungszeiten von den Kaliumkonzentrationen, die Überleitungszeit wird insbesondere durch das Verhältnis von Magnesium- und Kaliumkonzentrationen beeinflußt.

Die Hemmung der Erregungsüberleitung im AV-Knoten unter Magnesiumeinfluß kann zum Auftreten von AV-Blockierungen führen. Dyckner [53] fand eine signifikant erhöhte Inzidenz von AV-Überleitungsstörungen bei Patienten mit Hypermagnesiämie im Vergleich zu Patienten mit niedrigen oder normalen Serummagnesiumspiegel. Watanabe u. Dreifus [170] beobachteten, daß bei Auftreten von AV-Blockierungen suprahisische Leitungsverzögerungen im Vordergrund stehen (AV-Block Mobitz Typ I). Dies entspricht den in den vorausgegangenen Abschnitten gezeigten Unterschieden der Magnesiumwirkung an den verschiedenen Abschnitten des AV-Überleitungssystems.

Hiermit übereinstimmende Ergebnisse wurden auch von Perticone et al. [122] vorgelegt. Sie untersuchten unter Einsatz elektrophysiologischer Stimulationsmethoden die Effekte einer Magnesiumsulfatinfusion (50 mg/min über 60 min) auf die Erregungsleitungszeiten bei 25 Patienten mit normalen Serummagnesiumwerten und vorbestehenden Erregungsleitungsstörungen. 5 Patienten hatten einen inkompletten trifaszikulären Block (AV-Block I. Grades + Rechtsschenkelblock + links anteriorer Hemiblock), 8 Patienten wiesen einen bisfaszikulären Block auf (6 Patienten: Rechtsschenkelblock + links-anteriorer Hemiblock; 2 Patienten: AV-Block I. Grades + Rechtsschenkelblock), 4 Patienten zeigten einen AV-Block I. Grades und 8 Patienten wiesen entweder einen Rechtsschenkelblock oder einen Linksschenkelblock auf. Unter der Magnesiumsulfatinfusion nahmen ausschließlich die PR-Zeit und dabei die AH-Zeit signifikant zu. Die übrigen Leitungszeit, insbesondere die infrahisische Leitungszeit (HV-Zeit) und die Dauer des QRS-Komplexes blieben unverändert.

Zusammenfassend ist somit zum Einsatz von Magnesium bei vorbestehenden Erregungsleitungsstörungen festzustellen, daß durch dosisabhängige Zunahme der suprahisischen Erregungsleitungszeit Leitungsılockierungen im Sinne einer suprahisischen Blockbildung auftreten :önnen, während tieferliegende Regionen der AV-Überleitung sowie die ;rregungsleitung intraventrikulär nicht beeinflußt werden.

Aagnesiumwirkungen)ei supraventrikulären Tachykardien

n der Literatur liegt eine Reihe von Mitteilungen vor, die Anwendungergebnisse von Magnesium bei supraventrikulären Tachyarrhythmien ıeschreiben. Die pathophysiologische Indikation mittels Einsatz von /agnesium bei tachykarden supraventrikulären Arrhythmien wird durch lie oben dokumentierte Hemmung der suprahisischen AV-Überleitung ;egeben.

/agnesium und AV-Knotenreentrytachykardie ›zw. atrioventrikuläre Reentrytachykardie

Vesley et al. [172] konnten durch i.v. Bolusgabe von 2 g Magnesiumsulat (verabreicht in 5 s) anhaltende supraventrikuläre Tachykardien vom ĭyp der AV-Knoten-Reentrytachykardie bzw. der atrioventrikulären ₹eentrytachykardie in 7 von 10 Fällen beenden. Die unmittelbar nach 3olusinjektion gemessenen Serummagnesiumkonzentrationen betrugen :,2 mmol/l und lagen somit zu diesem Meßzeitpunkt in der Nähe des to:ischen Bereiches. Als Nebenwirkungen wurde ein vorübergehendes Värmegefühl mit Flushsymptomatik angegeben, ein Patient klagte über Ĵbelkeit, ein weiterer Patient über Übelkeit, Erbrechen und langsamem Ⅎerzschlag (zugrundeliegend Sinusbradykardie). Die Nebenwirkungen ıielten entsprechend der Dauer der nahezu toxischen Konzentration ca. ꜝ min an.

In einer prospektiven Untersuchung von Sager et al. [134] wurden 11 ›atienten mit rezidivierenden supraventrikulären Tachykardien und nornalen Serummagnesiumkonzentrationen elektrophysiologisch untersucht. In 7 Fällen wurde eine orthodrome akzessorische Leitung, in 4 ·ällen eine eine typische AV-Knoten-Reentrytachykardie dokumentiert. m Rahmen der elektrophysiologischen Testung mit Auslösung und Dokumentation anhaltender supraventrikulärer Tachykardien erhielten die Patienten Magnesiumsulfat als Bolus in einer Dosierung von 0,15 mmol pro kg Körpergewicht über 10 min (bei einem Gewicht von 70 kg = 10,5 mmol = 2,5 g), nachfolgend eine Infusion von 0,1mmol pro kg/h. Dies führte zu einer Erhöhung der Serummagnesiumkonzentration von durchschnittlich 0,78 mmol/l auf 1,64 mmol/l. Die Magnesiuminfusion bewirkte zwar eine Frequenzsenkung der Tachykardie, nicht aber eine Beendigung. Eine signifikante Verlangsamung der retrograden Leitung im AV-Knoten bzw. der retrograden Leitung der akzessorischen Bahn konnte nicht dokumentiert werden. Die HV-Zeiten blieben unverändert. Die AH-Zeiten wurden dagegen signifikant verlängert. Dabei fand sich eine geringe, statistisch jedoch nicht signifikante Zunahme des PA-Intervalls. Die effektiven und funktionellen Refraktärzeiten von Vorhof, retrograder akzessorischer Bahn und Ventrikelmyokard wurden nicht beeinflußt. Auch die Wenckebach-Frequenz blieb unbeeinflußt.

Visken et al. [169] untersuchten potentielle antiarrhythmische Wirkungen i.v. Magnesiumsulfatapplikationen bei paroxysmalen supraventrikulären Tachykardien im Rahmen einer vergleichenden elektrophysiologischen Studie mit Adenosintriphosphat. Bei allen Patienten konnte eine anhaltende supraventrikuläre Tachykardie mittels programmierter Stimulation induziert werden. Magnesiumsulfat wurde als Bolus in einer Dosierung von 2 g über 15 s injiziert. Führte dies nicht zu einer Beendigung der Tachykardie, so erfolgte nach 6 min eine zweite Gabe von 2 g Magnesiumsulfat, ebenfalls als i.v. Bolus. In 6 von 15 Fällen konnte mit diesem Vorgehen eine Beendigung der Tachykardie erreicht werden. Diese Erfolgsrate von 43% stand einer 100%ige Erfolgsrate nach i.v. Gabe von Adenosintriphosphat gegenüber. Die Gabe von Magnesium führte in den genannten 6 Fällen nach 40±29 s zur Beendigung der Tachykardie. In den übrigen 9 Fällen, in denen die Tachykardie nach initialer Dosis von 2 g weiter anhielt, war auch die 2. Injektion von 2 g nicht ausreichend, um die Tachykardie zu beenden.

In den Fällen, in denen die Tachykardie durch Magnesium terminiert werden konnte, war die Terminierung in 3 Fällen auf eine retrograde Blockierung der akzessorischen Leitung und in 2 Fällen auf eine Verlängerung der anterograden AV-Leitung zurückzuführen. In 1 Fall sistierte die Tachykardie nach einer ventrikulären 3er-Salve. Während der ersten 5 min nach Magnesiuminjektion konnte die Tachykardie unter programmierter Stimulation nicht induziert werden. Die Zykluslänge der Tachykardie nahm unter Magnesiumapplikation signifikant zu, die AH-Zeit verlängerte sich von 139±89 ms auf 163±103 ms signifikant. Die HV-Zeit blieb dagegen unverändert. Die meisten Patienten wiesen zum Untersuchungsbeginn normale Serummagnesiumspiegel auf, 3 Patienten hatten grenzwertig niedrige und 2 Patienten grenzwertig hohe Magnesiumserumkonzentrationen. Nach Injektion von 2 g Magnesiumsulfat wurden die höchsten Serummagnesiumkonzentrationen 3 min später registriert, sie betrugen im Durchschnitt 1,85 mmol/l. Nach der 2. Injektion (bei 6 Patienten) stieg der Serummagnesiumspiegel bis auf 2,14 mmol/l an. Als Nebenwirkungen wurden wiederum eine passagere Flushsymptomatik, Übelkeit und Kopfschmerzen registriert.

Magnesiumwirkungen bei multifokalen atrialen Tachyarrhythmien

Multifokale atriale Tachyarrhythmien stellen eine seltene Form der Rhythmusstörung dar. Pathophysiologisch wird eine abnorme Automatie auf Vorhofebene angenommen, dabei sind mindestens 3 verschiedene Schrittmacher zu postulieren. Einer dieser Schrittmacherfoci kann der Sinusknoten sein. Die Rhythmusstörung kann in einem Teil der Fälle durch Kalziumantagonisten vom Verapamiltyp supprimiert werden [97].

Einige Literaturbefunde sprechen dafür, daß das Auftreten einer multifokalen atrialen Tachykardie durch einen chronischen Magnesiummangel der Herzmuskelzellen begünstigt wird. In einer prospektiven Untersuchung an 8 Patienten mit persistierenden multifokalen atrialen Tachyarrhythmien konnte Iseri [86] durch Gabe von 2 g Magnesiumsulfat als i.v.en Bolus mit anschließender Infusion von 10 g über 5 Stunden (2 g/h) die Tachyarrhythmie bei der Mehrzahl der Patienten beenden. Diese Autoren erklärten die Wirksamkeit der Magnesiuminfusionen mit einem kalziumantagonistischen Effekt. Durch die Magnesiuminfusion wurde der mittlere Magnesiumserumspiegel von 0,82 mmol/l auf durchschnittlich 1,74 mmol/l angehoben. Nach Beendigung der Infusion kehrten die Serummagnesiumkonzentrationen etwa 10–16 h später wieder zum Normbereich zurück, bei einem Teil der Patientin wurde dabei ein Wiederauftreten der erhöhten atrialen Arrhythmiebereitschaft beobachtet.

Magnesium bei intraatrialen Reentrytachyarrhythmien (Vorhofflattern/Vorhofflimmern)

Dyckner [53] beobachteten bei Patienten mit akutem Myokardinfarkt, daß die Inzidenz von tachykarden supraventrikulären Arrhythmien, insbesondere Vorhofflimmern, bei Patienten mit einem Magnesiummangel (Serummagnesiumspiegel <0,7 mmol/l) im Vergleich zu Patienten mit erhöhtem Serummagnesiumwerten (>1,0 mmol/l) signifikant erhöht war. Weitere Literaturmitteilungen zeigen, daß bei Patienten mit paroxysmalem Vorhofflimmern in möglicherweise über 20% der Fälle eine Hypomagnesämie vorliegt. Dabei wird ein ursächlicher Mechanismus des Magnesiummangels an der Entstehung der Arrhythmie diskutiert. Gullestad et al. [73] verglichen die Wirkungen einer i.v. Magnesiumsulfatapplikation mit den Effekten von Verapamil bei verschiedenen Formen supraventrikulärer Tachyarrhythmien, insbesondere Vorhofflattern/Vorhofflimmern. Insgesamt erhielten 26 Patienten Magnesiumsulfat i.v., 31 Patienten Verapamil. Bei 15 Patienten der Magnesiumgruppe bestand eine absolute Arrhythmie bei Vorhofflimmern, 6 Patienten wiesen Vorhofflattern mit wechselnder AV-Überleitung auf. Die Patienten erhielten 5 mmol (1,2 g) Magnesiumsulfat über 5 min als i.v. Bolus, die Magnesiumgabe wurde repetiert, wenn nach 10 min kein erwarteter antiarrhythmischer Effekt auftrat. Anschließend wurde eine kontinuierliche Infusion von 0,04 mol Magnesiumsulfat/min durchgeführt. Die Therapie wurde in solchen Fällen als erfolgreich bewertet, in denen innerhalb von 4 Stunden Sinusrhythmus auftrat. Dies gelang bei Patienten mit Vorhofflimmern in 46% der Fälle, bei Patienten mit Vorhofflattern in 83% der Fälle.

Die veröffentlichten Untersuchungsergebnisse sind hinsichtlich ihrer klinisch therapeutischen Bedeutung schwer zu beurteilen. Bei kritischer Bewertung ist festzustellen, daß systematische Untersuchungen, die unter streng kontrollierten Bedingungen abgelaufen sind, nicht vorliegen. Es erscheint möglich, daß bei vergleichsweise hochdosierter Bolustherapie ein antiarrhythmischer Effekt unter den genannten Indikationen nachgewiesen werden kann; diese Hypothese bedarf jedoch weiterer Überprüfung durch systematische klinisch kontrollierte Untersuchungen.

Magnesium bei ventrikulären Herzrhythmusstörungen

Elektrophysiologische Befunde

Woods et al. [185] demonstrierten an Purkinje-Faserpräparaten von Hunden nach 20minütiger Perfusion mit einer magnesiumfreien Nährlösung eine Reduktion des Ruhepotentials um 31% von −35 mV auf −49 mV. Mit der Abnahme des Ruhepotentials ging eine Verminderung des „Overshoot“ sowie der maximalen Anstiegsgeschwindigkeit des Aktionspotentials um annähernd 40% einher. Infolge dieser Veränderungen des Aktionspotentials entwickelte sich eine Phase spontaner Automatie. Nach magnesiumfreier Perfusion über ca. 40 min nahm das Ruhepotential bis auf die Hälfte des Ausgangswertes ab, danach konnten keine oder nur wenige Aktionspotentiale durch externe Stimulation ausgelöst werden. Eine anschließende Erhöhung der Magnesiumkonzentration der Nährlösung auf 2 mmol/l hatte zunächst keine eindeutigen Auswirkungen auf die Purkinje-Fasern. Eine weitere Konzentrationssteigerung auf dann 4 mmol/l führte dagegen zu einer Zunahme des Ruhepotentials auf −91 mV. Hiermit einher ging eine erneute Verringerung des „Overshoot“, die Anstiegsgeschwindigkeit der Phase 0 des Aktionspotentials nahm ab. In einer weiteren tierexperimentiellen Untersuchung, die von Hoffmann u. Suckling [80] durchgeführt wurde, konnten dagegen signifikante Änderung der transmembranösen Potentiale der Kammermuskulatur in Abhängigkeit von verschiedenen Magnesiumkonzentrationen nicht dokumentiert werden. Diese Autoren fanden lediglich eine geringe Abnahme der Erregbarkeit der Herzmuskelfasern sowie eine nichtsignifikante Verkürzung der Dauer der Plateauphase des Aktionspotentials bei hohen Magnesiumkonzentrationen. Auch die Spontanaktivität der Purkinje-Fasern änderte sich in diesen Experimenten nicht signifikant. Die Magnesiumeffekte traten dann deutlicher hervor, wenn die Kalziumkonzentrationen gleichzeitig auf 1/20 der Ausgangswerte reduziert und gleichzeitig die Magnesiumkonzentration auf das 5 f.ache der Kontrollwerte erhöht wurden. Hiermit einher ging eine Verkürzung der Plateauphase des Aktionspotentials, während die Abnahme der Magnesiumkonzentration bei gleichbleibender Kalziumkonzentration eine Verlängerung der Plateauphase herbeiführte.

Ähnliche Ergebnisse ermittelten Roden u. Iansmith [129]. Auch in den Untersuchungen dieser Autoren war keine signifikante Veränderung der Aktionspotentialdauer der Ventrikelmyokardfasern festzustellen, wenn Magnesium aus der Nährlösung entfernt wurde. Wurde jedoch zusätzlich der extrazelluläre Kalziumspiegel auf 1,5 mmol/l (normal 2,7 mmol/l) reduziert wurde und darüber hinaus der extrazelluläre Kaliumspiegel auf 2,7 mmol/l vermindert, traten signifikante Änderungen auf: Die Depolarisation wurde von frühen und späten Nachdepolarisationen gefolgt.

Weitere Untersuchungsergebnisse liegen von Watanabe u. Dreifuß [170] vor: Sie untersuchten isolierte Kaninchenherzpräparate, die zunächst bei „normalem" Magnesiumspiegel (2,1 mmol/l) einer erhöhten Kaliumkonzentration (7,5 mmol/l) ausgesetzt wurden. Dabei zeigte sich eine Abnahme der Aktionspotentialamplitude, des Membranruhepotentitals, der maximalen Depolarisationsfrequenz sowie der Aktionspotentialdauer. Anschließend wurde der Magnesiumspiegel bei gleichbleibender Kaliumkonzentration entweder auf 6,3 mmol/l erhöht oder auf 0,7 mmol/l gesenkt. Als Folge der erhöhten Magnesiumkonzentration zeigte sich eine signifikante Zunahme der oben aufgeführten Parameter, umgekehrt bewirkte die erniedrigte Magnesiumkonzentration eine Abnahme dieser Parameter. Die Versuchsreihe wurde anschließend bei niedrigendem Kaliumgehalt (1,5 mmol/l) wiederholt: Bei normalen Magnesiumkonzentrationen nahmen Aktionspotentialamplitude, Ruhemembranpotential und Depolarisationsgeschwindigkeit zu, die Aktionspotentialsdauer nahm leicht, allerdings statistisch nicht signifikant ab. Bei Untersuchungen zur ventrikulären Erregbarkeit fanden die gleichen Untersucher bei Erhöhung der Magnesiumkonzentration auf das 3fache (6,3 mmol/l) eine Zunahme der effektiven Refraktärzeit von ca. 10–30 ms. Die Dauer der relativen Refraktärzeit nahm ab. Die Aktionspotentialdauer verlängerte sich in 3 von 4 Fällen, die Veränderungen waren jedoch nicht so ausgeprägt wie die der effektiven Refraktärzeit. Die Schwellenpotentiale änderten sich nicht signifikant. Bei niedrigen Magnesiumspiegeln nahm die Erregbarkeit der Ventrikelmuskulatur deutlich zu, in 2 von 3 Präparaten löste die Elektrostimulation unter dieser Bedingung Kammerflimmern aus.

Insgesamt ist festzustellen, daß die experimentellen Untersuchungen in ihren Ergebnissen uneinheitlich sind und ein schlüssiges Konzept der elektrophysiologischen Wirkungen von Magnesium an der Ventrikelmyokardzelle zur Zeit noch nicht erlaubt. Ein besonderer Mangel der verschiedenen Versuchsanordnungen liegt darin, daß Magnesiumkonzentrationen hergestellt wurden, die im Hinblick auf mögliche Effekte unter klinisch relevanten Dosierungen und Konzentrationen keinerlei Rückschlüsse erlauben.

Klinische Befunde

Neben den oben aufgeführten elektrophysiologischen Resultaten liegen eine Reihe von klinischen Befunden zur Wirkung von Magnesium an Kammermyokard vor. Elektrophysiologische Untersuchungen zeigen, daß die Applikation von Magnesium das Leitungs- und Refraktärverhalten des His-Purkinje-Systems und des Arbeitsmyokards des linken Ventrikels in klinisch therapeutischen Dosierungen nicht signifikant beeinflußt. QRS-Dauer und QT-Zeit, ebenso die HV-Zeit werden nicht verändert.

Eine Reihe von Untersuchungen betreffen Veränderungen von EKG-Parametern. Caddell [30] berichtet in Untersuchungen an unterernährten Kindern mit einem Magnesiummangel über asymmetrische spitzgipfelige T-Wellen, verbunden mit prominenten U-Wellen im Frühstadium eines Magnesiummangelsyndroms, bei länger persistierender Hypomagnesämie zeigten sich flache bzw. negative T-Wellen. Van der Ark et al. [167] charakterisierten die elektrokardiographischen Veränderungen des „frühen" Magnesiummangels als hochgipfelige T-Wellen, im Zustand des chronischen Magnesiummangels fanden sich verbreiterte QRS-Komplexe, ST-Streckensenkungen und flache T-Wellen. Bajpai et al. [16] beschrieben eine periphere Niedervoltage bei Patienten mit ausgeprägtem Magnesiummangel.

An 2 Patienten mit Hypomagnesämie fanden Loeb et al. [100] eine Verlängerung des QT-Intervalls. Beide Patienten litten unter rezidivierenden Kammertachyarrhythmien mit Auftreten von Kammerflimmern; bei beiden Patienten traten die Arrhythmien nicht mehr auf, nachdem die Magnesiumwerte normalisiert waren. Gleichzeitig bildeten sich auch die QT-Veränderungen zurück.

Weitere Untersuchungsergebnisse liegen von Di Carlo et al. [46], Etienne et al. [59], Iseri [86], von Szekely [162], Enselberg et al. [57] und Miller u. van Dellen [106] vor. Nach den Befunden von Di Carlo et al. sowie Etienne et al. ist nach Gabe von 6 g Magnesiumsulfat bzw. 1,5 – 3,0 g Magnesiumsulfat i.v. keine signifikante Änderung der QT-Zeit nachzuweisen. Auch die QRS-Dauer bleibt konstant. Rogiers et al. fanden gleichfalls keine signifikanten Änderungen von QT-Zeit, QRS-Dauer nach Magnesiuminfusion, sie untersuchten insgesamt 9 Patienten mit

Sinusknotenerkrankungen [130]. In diesen Untersuchungen stieg der Magnesiumspiegel durchschnittlich von 0,8 mmol/l auf 1,91 mmol/l an. Iseri verabreichten 2 g Magnesiumsulfat, QT-Zeit und QRS-Dauer änderten sich nicht. Szekely sowie Enselberg et al. applizierten 4 mg Magnesiumsulfat, auch diese Autoren stellten keine signifikanten Änderungen der genannten Parameter fest. Schließlich ergaben auch die Untersuchungen von Kulick et al. (durchgeführt an 8 herzgesunden Patienten mit normalem Serummagnesiumspiegel) nach Magnesiumsulfatinfusion keine signifikanten Änderungen der genannten Parameter [96].

Magnesium und „getriggerte Aktivität"

Der Hauptmechanismus der antiarrhythmischen Wirksamkeit von Magnesium bei ventrikulären Herzrhythmusstörungen scheint in der Suppression früher Nachpotentiale zu liegen, so daß eine „getriggerte Aktivität" unterdrückt wird [15, 41, 89]. Die gesteigerte Automatie kann aus sog. „Nachpotentialen" resultieren, dabei werden „frühe" und „späte" Nachpotentiale unterschieden. Die Amplitude der Nachpotentiale kann die Schwelle zur fortgeleiteten Erregung erreichen und hierdurch eine Serie von Erregungen auslösen. „Frühe" Nachpotentiale werden vor allen Dingen solche Bedingungen oder Substanzen induziert, die eine Verlängerung der Aktionspotentialdauer herbeiführen, z. B. Bradykardie, Asystolie, Hypokaliämie aber auch Hypomagnesämie sowie Antiarrhythmika (insbesondere Klasse Ia und Klasse Ic). Magnesium ist geeignet solche Nachpotentiale zu supprimieren und hierdurch ventrikuläre Tachyarrhythmien zu verhüten oder zu beenden [15, 41, 89, 166]. Dabei werden „frühe" Nachpotentiale, die während der Plateauphase des Aktionspotentials (Phase 2) auftreten, wohl überwiegend durch Inhibierung des langsamen Kalziumeinwärtsstroms supprimiert, zusätzlich wird eine Suppression früher Nachpotentiale in Phase 3 des Aktionspotentials angenommen, diese Potentiale sind in erster Linie vom langsamen Natriumeinsatzstrom abhängig.

Kaseda et al. [89] exponierten Purkinje-Fasern von Hundemyokard gegenüber Magnesiumkonzentration von 5 mmol/l. In den Purkinje-Fasern war zuvor eine „getriggerte Aktivität" durch Applikation von Chinidin, Cäsium oder Aminopyridin induziert worden. Der Magnesiumzusatz zur Nährlösung war geeignet, die induzierten Potentiale zu supprimieren. Dabei wurden die Aktionspotentialamplituden, das Ruhepotential und die Dauer des Aktionspotentials nicht signifikant verändert. In den Untersuchungen von Bailie et al. [15] wurde eine QT-Verlängerung durch Gabe von Cäsiumchlorid induziert. Die QT-Verlängerung ging mit dem Auftreten früher Nachpotentiale und hieraus resultierend ventrikulären Tachykardien, ähnlich den Torsade-de-pointes-Tachyarrhythmien einher. Es ließ sich nachweisen, daß die Nachpotentiale durch Magnesiumgabe supprimiert wurden, so daß die Torsade-de-pointes-Arrhythmien sistierten, ohne daß eine Verkürzung der QT-Dauer eintrat. Davidenko et al. [41] verursachten mittels Chinidin eine Verlängerung der Aktionspotentialdauer; auch in diesen Fällen konnten Nachpotentiale und „getriggerten Aktivität“ induziert werden (Hunde-Purkinje-Fasern), anschließend gelang die Suppression durch Zusatz von Magnesium.

Zusammenfassend ist festzustellen, daß die bisher vorliegenden experimentellen und klinischen Befunde keinen Hinweis auf eine dosisabhängige Veränderung der His-Purkinje- und intraventrikulären Leitungs- sowie Refraktärzeiten geben, dies gilt jedenfalls dann, wenn klinisch therapeutische Dosen außerhalb toxischer Bereiche eingesetzt werden. Eine Beeinflußung von Arrhythmienmechanismen auf ventrikulärer Ebene, durch die Suppression von Nachpotentialen („getriggerte Aktivität“) scheint gesichert zu sein, dementsprechend ist von antiarrhythmischen Magnesiumwirkungen bei solchen ventrikulären Arrhythmien auszugehen, bei denen diese Form der Arrhythmieauslösung überwiegt.

Magnesium und ventrikuläre Extrasystolen

Zur Frage der Beeinflußbarkeit ventrikulärer Ektopien durch Magnesiumgabe liegen eine Vielzahl von überwiegend klinischen Befunden vor, die im folgenden zusammenfassend dargestellt werden. Enselberg et al. berichteten zuerst über Behandlungsergebnisse an 14 Patienten mit ventrikulärer Extrasystolie, bei denen Magnesiumsulfat i.v. eingesetzt wurde [57]. Die Ektopieentstehung wurde auf dem Boden organischer Schädigungen des Herzmuskels (infolge arterieller Hypertonie, stenosierender koronarer Herzerkrankung sowie rheumatischen Fiebers) erklärt. Die Autoren beschreiben bei allen Patienten mit einer Ausnahme eine Reduktion, teilweise vollständige Beseitigung der Extrasystolie unter Gabe von

Magnesium. Der antiarrhythmische Effekt wurde innerhalb von 1 minute nach Gabe von insgesamt 20 ml Magnesiumsulfat 20%ig i.v. beobachtet und hielt wenige minuten bis über eine halbe Stunde an. In einem Teil der Fälle wurde ein passagerer Frequenzanstieg beobachtet. Ähnliche Beobachtungen wurden von Dyckner und Wester [52] bei 34 Patienten mit chronischer Herzinsuffizienz und/oder langjähriger arterieller Hypertonie berichtet. 33 der 34 Patienten standen unter Langzeittherapie mit Diuretika; 6 Patienten wiesen eine Hypokaliämie auf; 21 Patienten erhielten zusätzlich Digitalis. Die Infusion von Magnesium führte zu einer eindeutigen Abnahme der ventrikulären Ektopien, wobei in einer Kontrollgruppe mit alleiniger Kaliumingabe kein eindeutiger Effekt zu erzielen war; die eindeutige Suppression der Arrhythmieintensität war erst nach zusätzlicher Verabreichung von Magnesium i.v. erkennbar. Insgesamt wurden in dieser Studie von 30 mmol Magnesiumsulfat i.v. über 10 h appliziert.

Havestadt et al. [76] untersuchten die antiarrhythmische Wirksamkeit einer oralen Magnesiumtherapie bei einer Gruppe von 35 Patienten mit chronischer ventrikulärer Extrasytolie. Bei allen Patienten wurden die Serummagnesiumkonzentrationen vor und nach therapeutischer Intervention ermittelt. Die Serummagnesiumwerte lagen bei den Patienten mit Extrasystolie mit dem Mittel 0,79 mmol/l signifikant niedriger als in einer Kontrollgruppe, die einen Mittelwert von 0,85 mmol/l aufwies. Die Patienten mit ventrikulärer Extrasystolie erhielten anschließend entweder Magnesiumaspartat (60 mval; n = 19) oder Natriumaspartat (60 mval; n = 12) über 5 Tage. Die Untersuchungsergebnisse weisen auf eine antiarrhythmische Wirksamkeit der Magnesiumsubstitutionstherapie hin; in der Kontrollgruppe war nach Gabe von Natriumaspartat keinerlei Änderung der Arrhythmieintensität zu verzeichnen. Dabei reduzierte die Magnesiumgabe sowohl die Gesamtzahl monomorphe Extrasystolen, als auch die Zahl ventrikulärer Salven.

In einer prospektiven, randomisierten Studie untersuchten Antoni et al. [13] 33 Patienten mit chronischer ventrikulärer Extrasytolie der Lown-Klassifizierung IVa und IV b auf dem Boden verschiedener organischer Herzerkrankungen. Die Dokumentation und Kontrolle der ventrikulären Extrasystolie erfolgte mit Hilfe des Holter-EKGs. Die Patienten erhielten 60 mval Magnesium-Aspartat-Hydrochlorid pro Tag. Dabei fanden die Untersucher bei 47% der Patienten in der Behandlungsgruppe mit Magnesium eine über 75%ige Abnahme der Extrasystolenhäufigkeit. Die ventrikulären Salven wurden signifikant vermindert. Während

Tabelle 3. Darreichungsformen und Dosierungen von Magnesium bei der chronischen ventrikulären Extrasystolie

Autor	Patienten [*n*]	Dosierung
Enselberg et al. [57]	14	20 ml $MgSO_4$ 20% (4 g)
Dyckner u. Wester [52]	34	30 mmol $MgSO_4$ in 10 h (7,2 g), = 3 mmol/h
Gottlieb et al. [70]	40	0,1 mmol $MgSO_4$/kg Körpergewicht in 1 h (7 mmol = 1,7 g)
Havestadt et al. [76]	19	60 mval Magnesiumaspartat pro Tag
Antoni et al. [13]	33	60 mval Magnesiumaspartat pro Tag

sich die intrazellulären Magnesium- und Kaliumwerte nicht änderten, konnte 4 Tage nach Behandlungsbeginn ein signifikanter Anstieg des Serummagnesiumspiegels nachgewiesen werden. Die Autoren folgerten aus ihren Ergebnissen, daß eine hochdosierte orale Magnesiumtherapie eine effektive Behandlungsform der stabilen ventrikulären Extrasystolie darstellen kann, auch wenn keine Hypomagnesämie vorliegt (s. Tabelle 3).

Neben den genannten Arbeiten liegen noch eine Reihe weiterer Studien vor, die eine Wirkung i.v. oder oral verabreichter Magnesiumgaben bei stabiler ventrikulärer Extrasystolie wahrscheinlich machen. Dabei ist die Inzidenz von Hypomagnesämien bei diesen Patienten offenbar erhöht, insbesondere wenn eine langjährige Diuretika-Vorbehandlung besteht. In einer Studie von Hollifield [82] wurde der Zusammenhang zwischen einer Hydrochlorthiazidbehandlung bei arterieller Hypertonie und dem Auftreten von Hypokaliämie, Hypomagnesämie und chronischer ventrikulärer Extrasystolie untersucht. Dabei wurde an insgesamt 38 Patienten gezeigt, daß abhängig von der Hydrochlorothiazidbehandlung (50–200 mg täglich) die Kalium- und Magnesiumwerte im Serum parallel zur Dauer der Therapie abfielen. Die Überprüfung der Inzidenz ventrikulärer Extrasystolen in Ruhe und während Ergometrie zeigte eine eindeutige Korrelation zwischen der Abnahme der Serumkalium- und Serummagnesiumkonzentrationen und dem Auftreten dieser Arrhythmien. Durch zusätzliche Gabe von Kalium oder Magnesium allein zur diuretischen Therapie wurde die Häufigkeit der Extrasystolie leicht gesenkt, eine eindeutige Abnahme wurde bei kombinierter Substitution beider Elektrolyte beobachtet.

Gottlieb et al. [70] untersuchten die antiarrhythmische Wirksamkeit einer i.v. Magnesiumsulfattherapie bei stabiler ventrikulärer Extrasystolie an 40 Patienten mit chronischer Herzinsuffizienz der NYHA-Klassifikation II bis IV und einem erniedrigten oder grenzwertig niedrigen Serummagnesiumspiegel $\leq 0,82$ mmol/l. Sie verglichen die Inzidenz der ventrikulären Ektopien vor und nach Magnesiumapplikation. Die Patienten erhielten 0,1 mmol Magnesiumsulfat pro kg Körpergewicht als Infusion über eine Stunden Dabei zeigte sich bei den Patienten mit einem Anstieg des Serummagnesiumspiegels von $\geq 0,31$ mmol/l ein signifikanter Rückgang der Ektopiequote, während bei Patienten, deren Serummagnesiumspiegel nur geringgradig anstieg, keine Abnahme der Häufigkeit der ventrikulären Extrasystolen, teilweise sogar eine Zunahme auftraten. Die Magnesiumeffekte waren besonders deutlich bei Patienten mit besonders hoher Extrasystolierate (mehr als 300 VES/h). Auch die Häufigkeit ventrikulärer Couplets und Salven wurde signifikant vermindert, so daß die Untersucher die Schlußfolgerung zogen, daß durch akute Anheben der Serummagnesiumkonzentration bei Patienten mit chronischer Herzinsuffizienz durch Magnesiumgabe ein antiarrhythmischer Effekt bei gehäuft auftretenden extrasystolischen Phänomenen erreicht werden kann.

Über ähnlich positive Ergebnisse berichten Oberthaler et al. [116a], die den Einfluß von Kalium-Magnesium-Aspartat-Infusionen bei 21 Patienten mit ventrikulärer Extrasystolie und kardialer Grunderkrankung untersuchten. Insgesamt wurden 250 ml bis maximal 750 ml der Kalium-Magnesium-Aspartat-Infusin infundiert, dies entspricht eine Gesamtmenge von 2,7–5,4 g Magnesiumaspartat bzw. 5,4–10,8 g Kaliumaspartat. Eine Stunde nach Infusionsbeginn nahm die Häufigkeit der ventrikulären Extrasystolen statistisch signifikant ab, wobei der maximale therapeutische Effekt in der 6. und 7. Stunde nach Infusionsbeginn beobachtet wurde (s. Abb. 3).

Zusammenfassend ist festzustellen, daß Magnesium in einem Teil der Fälle geeignet ist, eine chronische ventrikuläre Extrasystolie zu vermindern bzw. zu supprimieren. Bisher ist ungeklärt, unter welchen Zusatzbedingungen Magnesium wirksam wird: möglicherweise handelt es sich hier bevorzugt um Patienten, die bei chronischer Herzinsuffizienz oder langjähriger arterieller Hypertonie unter Dauerdiuretikatherapie stehen und die Zeichen eines Magnesium- und/oder Kaliummangel aufweisen. Weitere Untersuchungen sind zweifelsfrei notwendig, um die in der Literatur mitgeteilten Beobachtungen zu systematisieren und mögliche Indikationsbereiche abzuklären.

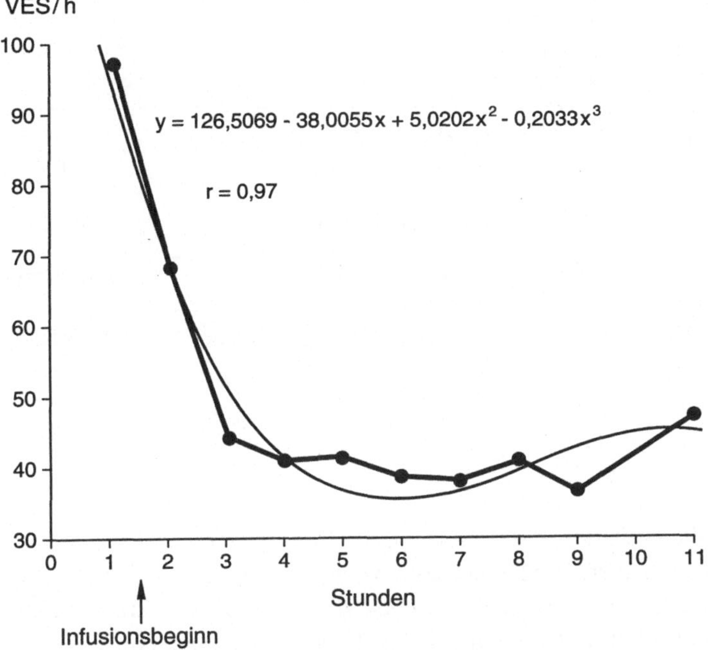

Abb. 3. Polynominale Angleichungskurve (Grad 3)

Magnesium und ventrikuläre Tachykardien

Eine ventrikuläre Tachykardie ist definiert als 3 oder mehr konsekutive Erregungen ventrikulären Ursprungs mit einer Frequenz von ≥ 130/min. Unterschieden wird zwischen nicht anhaltenden ventrikulären Tachykardie (d. h. solchen Tachykardien, die innerhalb von 30 s spontan sistieren) und anhaltenden ventrikulären Tachykardien (Tachykardie-Dauer über 30 s oder Erfordernis zur Intervention innerhalb der ersten 30 s). Als besondere Form sind insbesondere ventrikuläre Tachykardie vom Typ der akzellerierten ideoventrikulären Rhythmen („Slow ventricular tachycardia") zu unterscheiden.

Tabelle 4. Magnesium bei ventrikulären Tachykardien

Autoren	Patienten [*n*]	Dosierung	Therapie-erfolg
Allen et al. [7]	11	2 g $MgSO_4$ als Bolus i.v., ggf. Wiederholung	64% (7/11)
Mletzko et al. [107]	14	1 g Magnesiumglutamat über 5 min; nach 5 min erneute Dosis	43% (6/14)
Ceremuzynski u. Van Hao [32]	7	8 g $MgSO_4$/24 h als Dauerinfusion	100% (7/7)
Hilton et al. [79]	10	0,15 mmol $MgSO_4$/kg Körpergewicht über 15 min (im Mittel = 2,9 g); anschließend 0,1 mmol/kg/h	kein Effekt

Zum Stellenwert der Magnesiumapplikation bei ventrikulären Tachykardien liegen bisher vergleichsweise wenige Untersuchungsergebnisse vor (s. Tabelle 4). Diese erlauben zum gegenwärtigen Zeitpunkt nicht klinische Indikationen und Bedeutung für die antiarrhythmische Therapie klar zu definieren.

Allen et al. [7] prüften bei 11 Patienten mit anhaltenden Kammertachykardien die Wirksamkeit der i.v.en Magnesiumsulfatgabe. Die Patienten erhielten 2 g Magnesiumsulfat als Bolus i.v. In 7 Fällen (64%) konnte die Kammertachykardie entweder nach der 1. Dosis oder nach wiederholter Bolusgabe beendet werden. 5 dieser 7 Patienten waren bereits antiarrhythmisch vorbehandelt, meist mit Antiarrhythmika der Klasse 1a und 1c, teilweise bestand eine kombinierte Therapie mit verschiedenen Antiarrhythmika. Bei 7 Patienten bestand eine Hypomagnesämie mit Serumwerten $\leq$0,8 mmol/l. Mletzko et al. [107] untersuchten Magnesiumeffekte bei 14 Patienten, die im Herzkatheterlabor eine monomorphe, hämodynamisch stabile Kammertachykardie aufwiesen. Die Tachykardie war entweder spontan aufgetreten oder im Rahmen einer elektrophysiologischen Studie ausgelöst worden. Magnesiumglutamat wurde als Bolus in einer Dosierung von 1 g über 2 min injiziert, nach 5 min wurde die Injektion wiederholt. Eine Unterbrechung der Kammertachykardie konnte durch die Magnesiuminjektion bei 6 der 14 Patienten beobachtet werden, dies entspricht einer Erfolgsrate von 43%. Alle Patienten mit unterbrechbaren Tachykardien standen unter einer hochdosierten Therapie mit leitungsverzögerten Antiarrhythmika. Während der Tachykardie stieg nach Magnesiumgabe der Herzindex signifikant an, während die QRS-Dauer und die QT-Zeit sich signifikant verkürzen. Die Unterbrechung der Tachykardie erfolgte abrupt, d. h. es wurde keine Änderung der Zykluslänge unmittelbar vor Unterbrechung der Tachykardie beobachtet.

In einer elektrophysiologischen Untersuchung wurden von Hilton et al. [79] die Wirksamkeit von Magnesiumsulfat bei 10 Patienten mit reproduzierbar durch programmierte Stimulation auslösbaren ventrikulären Tachykardien geprüft. Bei 7 Patienten handelt es sich um monomorphe, bei 3 um polymorphe ventrikuläre Tachykardien. Bei 9 Patienten lagen als Grunderkrankung eine koronare Herzerkrankung vor, bei einem Patienten handelte es sich um eine dilatative Kardiomyopathie.

Durchschnittlich wurden 2,9 mg Magnesiumsulfat wurde über 15 min infundiert, anschließend erfolgte eine kontinuierliche Infusion von 0,1 mmol/kg/h. Mit dieser Therapie wurde der durchschnittliche Magnesiumspiegel von 0,82±0,12 auf 1,52±0,25 mmol/l erhöht. Es wurden keine unerwünschten Begleiterscheinungen der Therapie beobachtet. Durch die Untersuchung konnte kein Einfluß der i.v. Magnesiumgabe auf die Induzierbarkeit der ventrikulären Tachykardien beobachtet werden.

Für die Wirksamkeit der Magnesiumtherapie bei ventrikulären Tachykardien ist möglicherweise von großer Bedeutung, ob die Arrhythmien im Rahmen eines sog. erworbenen QT-Syndroms auftreten. Allein unter dieser Indikation liegen in der Literatur Berichte vor, die eine Effektivität der Magnesiumgabe nahelegen. Hierauf verweisen auch Allen et al. [7] und Mletzko et al. [107] hin, sie stellen darüber hinaus fest, daß der Einsatz von Magnesium unter dieser Indikation gefahrlos ohne bedeutsame Nebenwirkungen und offenbar auch ohne arrhythmogene Effekte erfolgen kann.

Arrhythmien bei QT-Syndrom stellen häufig den Typ der sog. „torsade de pointes" („Spitzenumkehrtachykardie") dar, welche erstmals 1966 durch Desertenne [44] beschrieben wurde und durch ein periodisches An- und Abschwellen der QRS-Amplitude im Wechsel von 10–20 Kammeraktionen mit einer Frequenz von 170/min bis 290/min (s. Abb. 4) charakterisiert ist. Torsaden führen in ca. 20% der Fälle zu Kammerflimmern. Sie sind selten auf dem Boden eines angeborenen QT-Syndroms, vergleichsweise häufig dagegen in Zusammenhang mit erworbenen QT-Syndromen. Den erworbenen QT-Syndrom liegt dabei ursächlich häufig

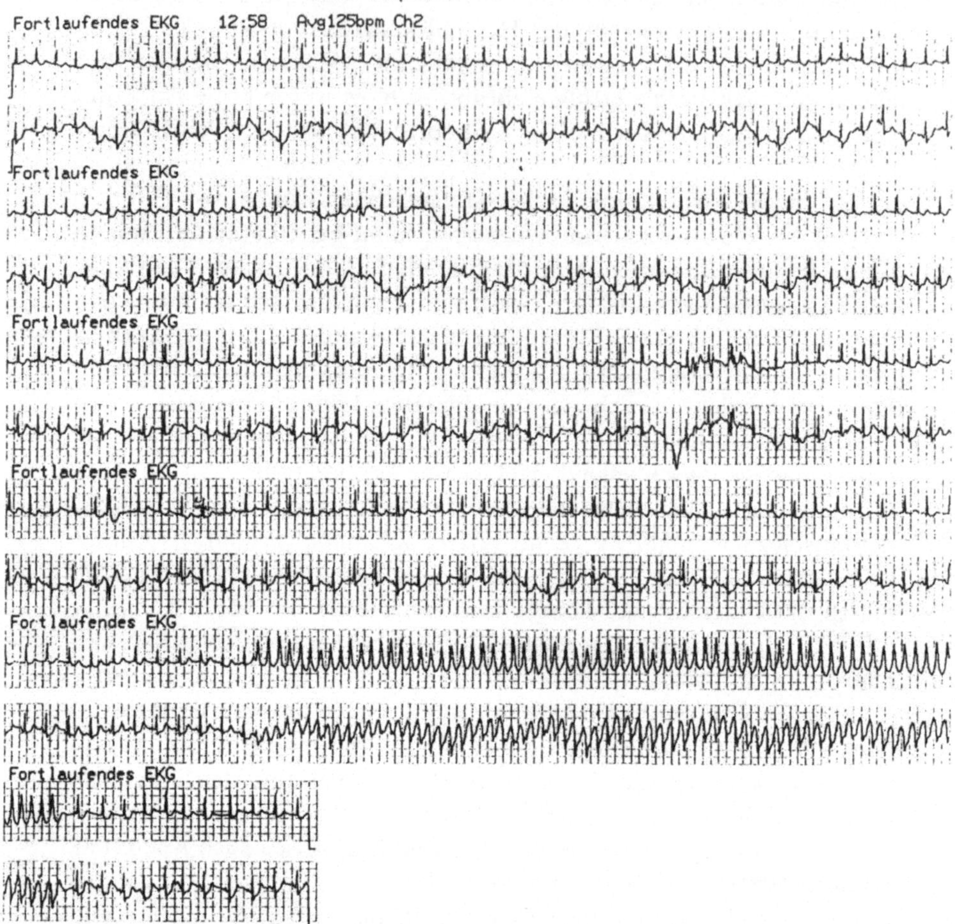

Abb. 4. Langzeit-EKG-Aufzeichnung einer Torsade-de-pointes-Tachykardie

eine Elektrolytstörung, insbesondere eine Hypokaliämien und ein Hypomagnesämien zugrunde. Folgende Übersicht stellt die angeborenen und erworbenen QT-Syndrome dar (s. Übersicht S. 53).

Als bedeutsamer Pathomechanismus der Torsade de pointes-Arrhythmien werden frühe Nachpotentiale und eine davon abhängige "getriggerte Aktivität„ angesehen. Die Wirksamkeit von Magnesium unter dieser Indikation ist experimentell gut belegt. In einer tierexperimentiellen Studie von Sato et al. [136] wurden frühe Nachpotentiale mittels

Angeborene und erworbene QT-Syndrome

---

angeboren:
- rezessiver Erbgang: Jerwell-Lange-Nielsen-Syndrom,
- dominanter Erbgang: Romano-Ward-Syndrom;

erworben:
- regionale und globale Myokarderkrankungen,
- zentralnervöse Erkrankungen,
- Elektrolytstörungen,
- Pharmaka (u.a. Antiarrhythmika der Klassen Ia, c und III, trizyklische Psychopharmaka).

Cäsiumchlorid an 8 Hunden induziert, bei 3 Tieren gelang auch die Induzierung von Torsade-de-pointes-Tachykardien, bei diesen Tieren ohne Nachweis von frühen Nachpotentialen war dies nicht möglich. Eine Torsade de pointes-Tachykardie trat nur dann auf, wenn die Amplitude der frühen Nachpotentiale ausreichend hoch war, um eine erneute Depolarisation auszulösen. Kaseda et al. [89] konnte frühe Nachpotentiale, die durch Chinidin, Cäsium und Aminopyridin an Purkinje-Fasern von Hunden induziert wurden, durch die Gabe von Magnesiumchlorid (2–7 mmol/l) reversibel unterdrücken und damit die getriggerte Aktivität vollständig beseitigen. Borgat et al. [24] konnten ebenfalls eine Suppression von frühen Nachpotentialen durch Magnesium an Purkinje-Fasern nachweisen und führten diesen Effekt auf eine kalziumantagonistische und unspezifische membranstabilisierende Wirkung des Magnesiums zurück.

Die Therapie der „torsades de pointes" zielt grundsätzlich darauf, die verlängerte Repolarisationsphase zu verkürzen. Dies kann häufig durch eine Anhebung der Herzfrequenz erreicht werden. Meistens wird eine atriale oder ventrikuläre Stimulation mit Anhebung der Herzfrequenz über 100/min eingesetzt [90, 91, 111]. Die Wirksamkeit der i.v. Magnesiumgabe unter dieser Indikation ist gut belegt. Tzivoni et al. [165, 166] berichteten erstmals über die erfolgreiche klinische Behandlung von Torsade de pointes Tachykardien mit Magnesium i.v. (s. Tabelle 5). Die Untersucher verabreichten 2 g Magnesiumsulfat innerhalb von 2 min i.v., daran wurde eine Dauerinfusion mit einer Dosierung von 3–20 mg Magnesiumsulfat/min angeschlossen. Bei 9 der 12 Patienten (= 75%) führte die Magnesiuminjektion von 2 g zu Suppression der Torsades-de-poin-

Tabelle 5. Magnesium bei Torsades-de-pointes-Tachykardien

Autor	Patient [*n*]	Dosierung
Tzivoni et al. [165]	12	2 g $MgSO_4$ als Bolus i.v., anschließend 3 – 20 mg/min
Perticone et al. [120]	6	50 mg $MgSO_4$/min über 2 h i.v. (6 g)
Etienne et al. [58]	6	1 – 3 g $MgSO_4$ als Bolus i.v.
Perticone et al. [121]	10	50 mg $MgSO_4$/min über 2 h i.v. (6 g), in den Folgetagen: 2 × tgl. 30 mg $MgSO_4$/min über 90 min i.v. (5,4 g)

tes -Tachyarrhythmie, bei den übrigen 3 Patienten wurde nach 5 – 15 min eine 2. Magnesiumgabe appliziert, die dann ebenfalls zur vollständigen Suppression der „torsade de pointes“ führte. Nebenwirkungen der Magnesiumtherapie wurden nicht beobachtet.

Die Torsade-de-pointes-Tachykardien waren bei 9 der 12 Patienten unter antiarrhythmischer Therapie aufgetreten: 3 Patienten waren mit Chinidin behandelt, ebenfalls bei 3 Patienten mit Procainamid, 1 Patient erhielt Amiodaron, 2 Patienten erhielten eine Kombination aus Chinidin bzw. Procainamid mit Amiodaron. 2 weitere Patienten hatten in suizidaler Absicht Imipramin bzw. Thioridazin eingenommen. Behandlungsversuche mit Lidocain und Isoproteronol sowie durch tachykarde Schrittmacherstimulation waren bei 4 Patienten erfolglos, die QT-Intervalle waren bei 8 der 12 Patienten mit 0,54 – 0,72 s verlängert. Nach Sistieren der Torsade de pointes Tachykardien durch die Magnesiumgabe war keine signifikante Verkürzung der QT-Zeiten zu ermitteln. Eine Hypomagnesämie konnte bei 8 der 12 Patienten ausgeschlossen werden, eine intrazelluläre Magnesiumbestimmung wurde allerdings nicht vorgenommen. Bei insgesamt 8 Patienten lag eine Hypokaliämie vor. Durch die Infusion von Magnesiumsulfat in einer Dosierung von 50 mg/min über 2 h konnten Perticone et al. [120] bei insgesamt 6 Patienten die Torsade de pointes Tachykardien beseitigen. Bei allen Patienten lag eine deutliche Verlängerung des QTc-Intervalls zwischen 0,5 und 0,63 ms vor. Die Magnesiumtherapie wurde gut toleriert, nennenswerte Nebenwirkungen wurden nicht beobachtet. Sowohl die Herzfrequenz als auch die QTc-Intervalle blieben durch die Magnesiumtherapie unbeeinflußt.

Etienne et al. [58] berichteten über die erfolgreiche Behandlung von Torsade de pointes-Tachykardien durch i.v. Injektionen von 1 – 3 g Magnesiumsulfat bei insgesamt 6 Patienten. Bei allen Patienten lag eine Hypokaliämie vor, nur in 1 Fall eine Hypomagnesämie. Die Tachyarrhythmie sistierte nach Beendigung der i.v. Magnesiumgabe in 4 von 6 Fällen, bei 1 Patienten war eine wiederholte Injektion von Magnesiumsulfat notwendig. Perticone et al. [121] berichteten über die antiarrhythmischen Wirkungen von Magnesiumsulfat als Kurzinfusion bei 20 Patienten mit dilatativer Verlaufsform der koronaren Herzkrankheit und Torsade-de-pointes-Tachyarrhythmien. Die Tachyarrhythmien waren im Rahmen eines erworbenen QT-Syndroms aufgetreten. Die Patienten mit ventrikulären Tachyarrhythmien ohne „torsade de pointes" erhielten Magnesium als Infusion in einer Dosierung von 50 mg/min über 60 min (= 3 g) 2mal täglich über 7 Tage. Dabei zeigte sich ein signifikanter Rückgang der ventrikulären Extrasystolie und der ventrikulären Couplets, dokumentiert durch 24 h Langzeit-EKG-Aufzeichnungen. Bei den 10 Patienten mit Torsade-de-pointes-Tachykardien wurde die Magnesiuminfusion mit einer Infusionsrate von 50 mg/min. begonnen, die Torsade de pointes-Tachykardien sistierten meist innerhalb von 20–30 min. nach Beginn der Infusion, hiernach wurde die Infusionstherapie für weitere 2 h fortgeführt. In den darauffolgenden 3 bis 4 Tagen erfolgte dann eine 2mal tägliche Infusion von Magnesiumsulfat in einer Dosierung von 30 mg/min über 90 min (2,7 g). Unerwünschte Nebenwirkungen wurden nicht beobachtet, die Herzfrequenz und das QT-Intervall blieben im Vergleich zu den Ausgangswerten unverändert.

Die elektrophysiologischen Parameter bei 10 Patienten mit erworbenem Torsade de pointes-Tachykardien vor und nach der i.v. Applikation von Magnesiumsulfat wurden von Foucher et al. [65] untersucht. Die Dosierung betrug 35 mg/kg Körpergewicht, dies entspricht bei einem 80 kg schweren Patienten insgesamt 2,8 g Magnesiumsulfat. Es fand sich eine signifikante Verlängerung der Sinusknotenerholungszeit und der effektiven Refraktärzeit des AV-Knotens bei gleichzeitiger Abnahme der Wenckebach-Frequenz der AV-Überleitung. Unverändert blieben das QT-Intervall, die QRS-Dauer, das HV-Intervall und die effektive Refraktärzeit im Ventrikel. Die antiarrhythmische Wirksamkeit von Magnesium bei Torsade-de-pointes-Tachykardien wurde aufgrund dieser Befunde in einer Beeinflussung des langsamen Kalziumstroms vermutet.

Zusammenfassend kann festgestellt werden, daß die i.v. Applikation von Magnesium bei Torsade-de-pointes-Tachykardien als eine Methode der Wahl angesehen werden kann. Dies gilt insbesondere dann, wenn das verlängerte QT-Intervall aus der Einwirkung von Pharmaka, hier meistens Antiarrhythmika der Klassen I und III resultiert. Im Einzelfall müssen auch andere therapeutische Maßnahmen Einsatz finden, insbesondere wenn hierdurch ursächliche Entstehungsmechanismen spezifisch supprimiert werden können. So konnten Salle et al in einer Untersuchung an 60 Patienten mit Torsade-de-pointes-Tachykardien in 41,6% der Fälle eine Hypokaliämie nachweisen [135], so daß in solchem Fall zusätzlich eine Kaliumsubstitution angezeigt ist. Weitere häufige Ursachen wie Bradykardien [90, 108] müssen ebenfalls korrigiert werden.

Magnesium bei koronarer Herzerkrankheit, insbesondere bei akutem Myokardinfarkt

In der Literatur liegen eine Reihe von Studien vor, die einen möglichen Zusammenhang zwischen der Häufigkeit koronarer Herzerkrankungen und daraus resultierender Komplikationen und dem Härtegrad bzw. Magnesiumgehalt von Trinkwasser nachgehen. Zuerst wurde über derartige Zusammenhänge von Kobayashi [94] berichtet. Anderson et al. [11] vermuteten, daß Trinkwasser mit hohem Härtegrad bestimmte Inhaltstoffe enthielte, welche geeignet seien, Patienten mit akutem Myokardinfarkt vor schwerwiegenden Herzrhythmusstörungen zu schützen. Schroeder et al. [139] zeigten einen Zusammenhang zwischen dem Magnesiumgehalt von Trinkwasser in verschiedenen Städten der USA und erhöhter bzw. erniedrigter kardiovaskulärer Sterblichkeit auf. Masironi [102] verglich den Härtegrade von Trinkwasser und die kardiovaskuläre Sterblichkeit in westlichen und östlichen Bundesstaaten der USA; hierbei zeigte sich eine deutlich höhere Sterblichkeit in den Ost-USA-Staaten, diese wiesen gleichzeitig signifikant niedrige Magnesiumkonzentrationen im Trinkwasser auf. Eine ähnlich angelegte epidemiologische Studie in Finnland [101] untersuchte Konzentrationen der Elemente Fluor, Kalzium und Magnesium im Trinkwasser, korrelierte diese Befunde zum Auftreten eines akuten Myokardinfarktes in den verschiedenen Regionen. Dabei zeigte sich ein 4fach erhöhtes Risiko für das Auftreten eines akuten Myokardinfarktes in solchen Regionen, in denen Magnesium und Fluorkonzentrationen des Trinkwassers sehr stark erniedrigt waren.

In einer größeren Anzahl von Untersuchungen wird die Frage geprüft, ob Patienten mit akutem Myokardinfarkt durchschnittlich erniedrigte Magnesiumwerte aufweisen [149]. Die Ergebnisse der Literatur sind uneinheitlich: Dyckner [53] überprüfte die Magnesiumserumkonzentrationen von 768 Patienten mit akut ischämischer Herzerkrankung und verglich die dabei ermittelten Werte mit denen von 167 Patienten ohne akute ischämische kardiale Symptomatik. Es zeigte sich, daß die Patienten mit akut ischämischer Herzerkrankung signifikant niedrigere Serummagnesiumkonzentrationen aufwiesen als die Patienten der Kontrollgruppe. Insgesamt lagen die Serummagnesiumwerte bei 46% der herzkranken Patienten unterhalb des Grenzbereiches von 0,8 mmol/l. Patienten mit akutem Myokardinfarkt unterschieden sich nicht eindeutig bezüglich ihrer Serummagnesiumkonzentrationen von solchen Patienten, die wegen instabiler Angina pectoris oder akuter tachykarder oder bradykarder Herzrhythmusstörungen eingewiesen wurden. Allerdings fand sich bei Patienten mit akutem Myokardinfarkt und gleichzeitiger Hypomagnesämie eine erhöhte Inzidenz ventrikulärer Arrhythmien. Dyckner registrierte Serummagnesiumkonzentrationen im Normbereich bei solchen Infarktpatienten, deren klinischer Verlauf unauffällig war, während Patienten mit akutem Infarkt und ventrikulären Tachyarrhythmien oder mit manifester Herzinsuffizienz erniedrigte Magnesiumwerte aufwiesen. Ähnliche Ergebnisse wurden auch von Abraham et al. [3] mitgeteilt. Diese Autoren untersuchten 65 Patienten, von denen 45 einen Myokardinfarkt erlitten hatten, während 20 Symptome einer instabilen Angina pectoris ohne Infarkt aufwiesen. Es zeigte sich beim Vergleich mit einer Kontrollgruppe von 80 Personen (mittlerer Serummagnesiumspiegel 0,78 mmol/l), daß sowohl Patienten mit akutem Myokardinfarkt (Mittelwert 0,70 mmol/l), als auch Patienten mit akuter Koronarinsuffizienz (Mittelwert 0,66 mmol/l) erniedrigte Serummagnesiumwerte aufwiesen. Innerhalb von 12 Tagen nach Eintritt des Infarktes nahmen die Serummagnesiumkonzentrationen auch ohne Substitution wieder zu und erreichten dann den Normbereich.

In einer kürzlich publizierten Studie von Ceremuzynski u. Van Hao [32] wurde die Inzidenz ventrikulärer Arrhythmien in der Postinfarktphase (d. h. 2–3 Wochen nach akutem Myokardinfarkt) bei 81 Patienten in Korrelation zum Serummagnesiumspiegel und zur renalen Magnesiumausscheidung geprüft. Diese Autoren testeten darüber hinaus die therapeutische Wirkung einer Magnesiumsubstitution. Ceremuzynski u. Van Hao stellten fest: Bei Patienten mit Sinusrhythmus oder stabiler monomorpher ventrikulärer Extrasystolie lag der mittlere Serummagnesiumspiegel in der Regel im Normbereich, bei Patienten mit komplexen ventrikulären Arrhythmien (polymorphe VES, Couplets, nicht anhaltende ventrikuläre Tachykardien) war der Serummagnesiumspiegel mit im Mittel 0,6 mmol/l jedoch signifikant erniedrigt. Die niedrigsten Serummagnesiumkonzentrationen wurden in der Gruppe der Patienten mit anhaltenden ventrikulären Tachykardien gefunden, hier betrug der durchschnittliche Serummagnesiumwert 0,63±0,11 mmol/l. Bei den Patienten mit komplexen ventrikulären Arrhythmien konnte darüberhinaus eine erhöhte renale Magnesiumausscheidung nachgewiesen werden. Umgekehrt führte bei 13 Patienten mit komplexen ventrikulären Tachyarrhythmien und erniedrigtem Serummagnesiumspiegel die Infusion von Magnesiumsulfat (8 g/24 h = 33,4 mmol) in 10 Fällen zu einer nahezu vollständigen Suppression der Herzrhythmnusstörungen wobei insgesamt 10 Episoden nicht anhaltender ventrikulärer Tachykardien bei 7 Patienten registriert wurden, während nach Magnesiuminfusion in keinem Fall eine ventrikuläre Tachykardie dokumentiert werden konnte.

In einer weiteren Studie differenzierten Abraham et al. [2] zwischen den Serummagnesiumkonzentrationen und den intrazellulären Magnesium- und Kaliumgehalten bei Patienten mit akutem Myokardinfarkt. Die Untersucher stellten eine Erniedrigung der Serummagnesiumkonzentration von durchschnittlich 0,93 mmol/l auf 0,85 mmol/l innerhalb der ersten 5 Tage nach dem Infarktereignis fest. Sie zeigten weiter, daß mit einer Abnahme der intrazellulären Kaliumkonzentration die Inzidenz von Herzrhythmusstörungen anstieg; gleichzeitig, daß diese Inzidenz auch von der intrazellären Magnesiumkonzentration abhängig war, in dem bei erniedrigten intrazellulären Magnesiumgehalt die Wahrscheinlichkeit für Arrhythmien signifikant höher war als bei normalen oder sogar erhöhter intrazellulärer Magnesiumkonzentration. Weitere Untersuchungen wurden von Bigg u. Chia [21] durchgeführt. Sie konnten eine Hypomagnesämie mit einem Infarktpatientenkollektiv allerdings nur in 3 von 25 Fällen demonstrieren. Bei allen 3 Patienten traten ventrikuläre Arrhythmien, in einem Fall eine polymorphe ventrikuläre Extrasystolie in den beiden anderen Fällen Kammerflimmern auf. Kafka et al. [88] untersuchten 211 Patienten mit akutem Myokardinfarkt; sie fanden eine Hypokaliämie in 59% der Fälle, eine Hypomagnesämie in 6% der Fälle. Eine kombinierte Elektrolytstörung fand sich bei insgesamt 8 der 211 Patienten (4%). Alle 8 Patienten entwickelten im Verlaufe des akuten Myokardinfarktes ventrikuläre Tachykardien und/oder Kammerflimmern. Insgesamt entwickelten ca. 30% der Patienten mit akutem Myokardinfarkt im Verlauf der Hospitalphase eine Hypomagnesämie. Die Autoren vermuteten ursächlich, daß im Rahmen der akuten Streßsituation und der hierdurch ausgelösten erhöhten Katecholaminfreisetzung mit der Folge einer gesteigerten Lipolyse und Erhöhung der Konzentration an freien Fettsäuren im Blut eine erhöhte Magnesiumbindungskapazität geschaffen wird, die in einem Abfall des Serummagnesiumspiegels resultiert.

Speich et al. [158] analysierten die Gewebekonzentrationen von Magnesium bei 24 Patienten, die an den Folgen eines akuten Myokardinfarktes verstorben waren. Sie verglichen die Ergebnisse mit 26 herzgesunden Patienten, die aus verschiedenen in jedem Fall nichtkardialen Ursachen verstorben waren. Es zeigte sich, daß die Magnesiumgewebskonzentrationen im Bereich der Nekrosezonen signifikant geringer waren als in solchen Bereichen die vom Infarkt nicht betroffen waren. Vergleiche mit der Kontrollgruppe zeigten, daß die Magnesiumkonzentrationen auch in den nichtinfarzierten Wandabschnitten signifikant erniedrigt waren. Die Kaliumkonzentrationen verhielten sich gleichsinnig, während bei dem Kalziumwerten ein umgekehrtes Verhalten beobachtet wurde. Ähnliche Ergebnisse wurden auch von Chipperfield u. Chipperfield [34, 35] und Behr u. Burton [17] mitgeteilt; diese Autoren untersuchten Myokardproben von herzgesunden Verstorbenen sowie von Patienten, die an einer ischämischen Herzerkrankung litten bzw. infolge eines plötzlichen Herztodes verstorben waren. Dabei zeigte sich, daß die Patienten, die an einem plötzlichen Herztod verstorben waren, im Myokard die niedrigsten Magnesiumkonzentrationen aufwiesen. Ebenfalls erniedrigte Magnesiumgehalte fanden sich bei den Patienten mit länger bestehender ischämischer Herzerkrankung. Behr und Burton [17] untersuchten zusätzlich den Magnesiumgehalt von Skelettmuskelfasern in den jeweiligen Patientengruppen und stellten fest, daß in diesen Geweben keine signifikanten Unterschiede vorlagen.

Zusammenfassend ist festzustellen, daß die in der Literatur dokumentierten Befunde eindeutig einen oft erniedrigten Serummagnesiumspiegel bei Infarktpatienten zeigen, teilweise auch signifikant erniedrigte Magnesiumkonzentrationen im Gewebe. Aus den Studien wird ein Zusammenhang zwischen den Serummagnesiumkonzentrationen, den Serumkaliumkonzentrationen und arrhythmogenen Komplikationen wahrscheinlich gemacht.

Magnesium und akuter Myokardinfarkt

Experimentelle Befunde

Harris et al. [74] zeigten in Experimenten an Hunden mit akuter experimenteller Koronarligatur, daß ventrikuläre Tachyarrhythmien nach Verschluß einer bedeutsamen Herzkranzgefäßarterie in 46% – 70% der Fälle durch eine Infusion von Magensiumsulfat bzw. Magnesiumchlorid supprimiert werden können. Für die Suppression war allerdings eine vergleichsweise hohe Dosierung von ≥ 2 mmol Magnesium/kg Körpergewicht erforderlich. Auch Clark u. Cummings [37] zeigten, daß polymorphe ventrikuläre Tachyarrhythmien, die durch Ligation von Koronararterien bei Hunden ausgelöst wurden, durch Infusion von Magnesiumsulfat (100 mg/kg) beseitigt werden können. Billman u. Hoskins [22] verabreichten Magnesium präventiv in Form von Magnesiumsulfat (100 mg/kg Körpergewicht i.v.) und zeigten, daß die Inzidenz von Kammerflimmern nach Koronarokklusion signifikant reduziert wurde. Bril u. Rochette [28] untersuchten den Einfluß verschiedener Magnesiumkonzentrationen auf Reperfusionsarrhythmien an isolierten Rattenherzen. Bei Erhöhung der Magnesiumkonzentration von 1,2 mmol/l auf 4,8 mmol/l ließ sich eine signifikante Verminderung der Reperfusionsarrhythmien bei gleichzeitiger Abnahme der Herzfrequenz nachweisen. In einer weiteren Studie prüften Nattel et al. [114] die Wirksamkeit einer i.v. Magnesiumgabe auf ventrikuläre Arrhythmien bei akuten experimentellen Myokardinfarkt. Die Untersucher zeigten, daß durch prophylaktische i.v. Gabe von Magnesiumchlorid (0,75 mmol/kg Körpergewicht) die Inzidenz von Kammerflimmern in der frühen akuten Infarktphase signifikant reduziert werden konnte. Ventrikuläre Tachykardien, die 24 h nach Beginn der Infarktphase auftraten, wurden dagegen nicht in gleicher Weise beeinflußt. Es fanden sich auch keine antiarrhythmischen Wirkungen gegenüber Tachykardien, die 4 Tage nach dem Infarkt durch programmierte ventrikuläre Stimulation induziert wurden.

Die Autoren erklären die antiarrhythmischen Wirkungen der Magnesiumgaben in der akuten Infarktphase mit kalziumantagonistische Wirkeigenschaften des Magnesiums. Mit dieser Hypothese wäre auch vereinbar, daß die Arrhythmien im Nekrosesestadium des Infarktes, die meist Folge einer abnormen Automatie sind, nicht supprimiert werden können. Auch die fehlende Wirksamkeit gegenüber Stimulus-induzierten ventrikulären Tachyarrhythmien ist hiermit vereinbar.

Klinische Untersuchungen

1984 berichteten Morton et al. [110] über eine Untersuchung an 76 Patienten mit akutem Myokardinfarkt (prospektive randomisierte Doppelblindstudie, s. Tabelle 6), in der 40 Infarktpatienten bis 36 h nach Beginn des Infarktereignisses Magnesiumsulfat i.v. in einer Dosierung von 0,37 mmol/kg/h erhielten. Dies entsprach einer Gesamtmenge von durchschnittlich 87,5 mmol bzw. 21 g Magnesiumsulfat. Der klinische Verlauf wurde mit einer Kontrollgruppe (n = 36) unter Placebo verglichen. Die Untersucher fanden, daß die Inzidenz ventrikulärer Ektopien in der magnesiumbehandelten Gruppe insgesamt vermindert und daß der Lidocainverbrauch signifikant reduziert waren. Es zeigten sich jedoch zwischen beiden Gruppen keine Unterschiede hinsichtlich der Inzidenz von Kammerflimmern bzw. von ventrikulären Tachykardien. Als weiterer Befund wurde ein ein signifikant geringerer Anstieg der CKMB bei den Patienten der Magnesiumgruppe im Vergleich zu den Kontrollen berichtet. In der Magnesiumgruppe starb 1 Patient, in der Placebogruppe verstarben 2 Patienten.

In einer weiteren doppelblind-placebo-kontrollierten Studie an 130 Patienten mit akutem Myokardinfarkt demonstrierten Rasmussen et al. [125] nach i.v. Gabe von insgesamt 62 mmol Magnesiumchlorid i.v. innerhalb der ersten 48 h nach Infarktbeginn eine signifikante Reduktion der Krankenhausmortalität (7% in der Magnesiumgruppe, 19% in der Placebogruppe) sowie eine signifikante Reduktion behandlungsbedürftiger Arrhythmien (21% in der Magnesiumgruppe, 47% in der Placebo-

Tabelle 6. Magnesium bei akutem Myokardinfarkt: Untersuchungsergebnisse von Morton et al. [110]

Dosierung	$MgSO_4$: 0,75 mEq/kg/12 h i.v. über 36 h Therapiedauer: 36 h Gesamtmenge bei 70 kg Körpergewicht: 78 mmol (18,6 g)	
Klinische Parameter	Magnesium ($n = 40$)	Plazebo ($n = 36$)
Maximale Magnesiumkonzentration im Serum (Mittelwert)	1,48 mmol/l	0,79 mmol/l
Ventrikuläre Tachyarrhythmien	32% (13/40)	33% (12/36)
Mortalität	2,5% (1/40)	5,5% (2/36)

Tabelle 7. Magnesium bei akutem Myokardinfarkt: Untersuchungsergebnisse von Rasmussen et al. [125]

Dosierung	$MgCl_2$: 5,0 mmol/h i.v. über 6 h, anschließend 1,1 mmol/h i.v. für weitere 18 h, anschließend 0,5 mmol/h i.v. für weitere 24 h Therapiedauer: 48 h Gesamtmenge: 62 mmol (14,9 g)

Klinische Parameter	Magnesium ($n = 56$)	Plazebo ($n = 74$)	p
Maximale Magnesiumkonzentration im Serum (Mittelwert)	1,3 mmol/l	0,72 mmol/l	
Arrhythmien (gesamt)	21%	47%	0,003
– supraventrikuläre Tachyarrhythmien	5%	24%	0,002
– ventrikuläre Tachyarrhythmien	12%	14%	0,45
– Bradyarrhythmien	4%	10%	0,08
Mortalität	7% (9/56)	19% (14/74)	0,045

gruppe). Bei den Rhythmusstörungen handelte es sich teilweise um Bradyarrhythmien, teilweise um tachykarde ventrikuläre und supraventrikuläre Rhythmusstörungen (s. Tabelle 7). Während die Inzidenz von supraventrikulären Tachyarrhythmien durch die Magnesiumgabe auf 5% signifikant gegenüber 24% in der Placebogruppe reduziert wurde, zeigten sich hinsichtlich des Auftretens von Bradyarrhythmien bzw. von ventrikulären Tachykardien keine eindeutigen Unterschiede. Insgesamt wurden 62 mmol Magnesiumchlorid über 48 h infundiert: 5,0 mmol/h in den ersten 6 h, danach 1,1 mmol/h für weitere 18 h und 0,5 mmol/h in den folgenden 24 h. Hierdurch wurde der durchschnittliche Serummagnesiumspiegel von 0,75 mmol/l auf 1,23 mmol/l erhöht. In einer Nachuntersuchung zeigte die gleiche Arbeitsgruppe signifikante Unterschiede hinsichtlich der Einjahresmortalität [124]. So betrug die Einjahresmortalität der Patienten der Magnesiumgruppe 20% gegenüber 32% in der Placebogruppe. Dieser Unterschied war in erster Linie bedingt durch die Reduktion der Sterblichkeit in der Hospitalphase während der ersten 4 Wochen der Therapie (17% gegenüber 7%). Anschließend waren im weiteren Verlauf keine eindeutigen Unterschiede hinsichtlich der Mortalität mehr erkennbar. Weitere Untersuchungen wurden von Shechter et al. [147] an 103 Patienten mit akutem Herzinfarkt durchgeführt. Die Unter-

elle 8. Magnesium bei akutem Myokardinfarkt: Untersuchungsergebnisse von echter et al. [147]

sierung	$MgSO_4$: 2,0 g/h für 3 h (= 6 g (25 mmol)), anschließend 0,48 g/h für 21 h (= 10 g (41,6 mmol)), anschließend 0,25 g/h für 24 h (= 6 g (25 mmol)) Therapiedauer: 48 h Gesamtmenge: 22 g (91,6 mmol)		
nische Parameter	**Magnesium ($n = 50$)**	**Plazebo ($n = 53$)**	***p***
ximale Magnesiumkonzentration Serum (Mittelwert)	1,39 mmol/l	0,82 mmol/l	
ıtrikuläre Arrhythmie ', VF, VES)	32%	45%	0,19
egungsleitungsstörungen	14%	23%	0,24
ksherzinsuffizienz	28%	26%	NS
rtalität	2%	17%	0,01

:hung zeigt eine deutlich Differenz in der Mortalität von Patienten, die t Placebo behandelt wurden (n = 53) und solchen Patienten, die i.v. ıgnesiumsulfat erhielten (n = 50). In der Placebogruppe betrug die ›rtalität 17%, in der Behandlungsgruppe 2%. Auch im Hinblick auf Inzidenz von ventrikulären Tachyarrhythmien (d.h. ventrikuläre Exsystolie Lown II bis V, ventrikuläre Tachykardien, Kammerflimmern) aben sich deutliche Unterschiede mit einer Inzidenz von 32% der ıgnesiumgruppe und 45% in der Placebogruppe (s. Tabelle 8). Erreıgsleitungsstörungen fanden sich bei 14% der mit Magnesium behanten Patienten und bei 23% der Patienten der Placebogruppe.

Bei der Analyse der Daten fällt auf, daß die Krankenhaussterblickeit beiden Gruppen in erster Linie durch hämodynamische Komplikatioı, nicht durch nicht beherrschbare Arrhythmien bedingt war. Die Mehrıl der Patienten verstarb im kardiogenen Schock bzw. infolge einer elekmechanischen Entkoppelung. Die insgesamt geringere Mortalität der t Magnesium behandelten Patienten führten die Untersucher auf einen ekten kardioprotektiven Effekt des Magnesiums zurück. Insgesamt rden 91,6 mmol Magnesiumsulfat über 48 h infundiert (entsprechend va 22 g), davon 8,3 mmol/h während der ersten 3 h, anschließend 2,0 nol/h für 21 h und schließlich 1,0 mmol/h während der folgenden 24 h.

Tabelle 9. Magnesium bei akutem Myokardinfarkt: Untersuchungsergebnisse von Smith et al. [154]

Dosierung	$MgSO_4$: 65 mmol/24 h i.v. (= 2,7 mmol/h) Therapiedauer: 24 h Gesamtmenge: 65 mmol (15,6 g)	
Klinische Parameter	Magnesium (n = 92)	Plazebo (n = 93)
Maximale Magnesiumkonzentration im Serum (Mittelwert)	1,51 mmol/l	0,8 mmol/l
Ventrikuläre Arrhythmien	5,4%	9,7%
Mortalität (0 – 24 h)	2,2% (2/92)	7,5% (7/93)

Die Arbeitsgruppe von Smith et al. [154] untersuchte in einer kontrollierten randomisierten Studie insgesamt 185 Patienten mit akutem Myokardinfarkt. 92 Patienten erhielten Magnesiumsulfat i.v., die Gesamtdosis betrug 65 mmol über 24 h. 93 Patienten erhielten als Kontrollgruppe eine Placeboinfusion (s. Tabelle 9). In der Magnesiumgruppe betrug die Mortalität 2,2%, in der Placebogruppe 7,5%. Die Inzidenz behandlungsbedürftiger ventrikulärer Tachyarrhythmien betrug in der Magnesiumgruppe 5,4%, in der Placebogruppe 9,7%. Die Dosierung des Magnesiumsulfats (65 mmol/24 h) war so gewählt, daß der Serummagnesiumspiegel durchschnittlich auf das 2fache anstieg; der Ausgangswert betrug im mittel 0,8 mmol/l, nach 24 h lagen die durchschnittlichen Serummagnesiumwerte bei 1,51 mmol/l. Eine statistische Signifikanzsicherung dieser Ergebnisse war infolgen der verhältnismäßig kleinen Fallzahl nicht möglich. Wurden alle kardialen Ereignisse (Todesfälle und ventrikuläre Tachyarrhythmien) zusammenfassend in ihrer Inzidenz geprüft, so fand sich eine statistisch signifikante geringere Inzidenz in der Magnesiumgruppe ($p < 0,05$).

In einer kontrollierten Untersuchung von Abraham et al. [4] an 94 Patienten mit akutem Myokardinfarkt erhielten 48 Patienten 2,4 g (10 mmol) Magnesiumsulfat in 20 min als Bolusinfusion, 46 Patienten erhielten Placebo (s. Tabelle 10). Über 72 h wurde die Inzidenz von ventrikulären Salven, R auf T-Phänomenen, ventrikuläre Tachykardien und Kammerflimmern registriert. Dabei zeigte sich, daß in der Placebogruppe 34,8% der Patienten eine odere mehrere Formen dieser Herzrhyth-

Tabelle 10. Magnesium bei akutem Myokardinfarkt: Untersuchungsergebnisse von Abraham et al. [3]

Dosierung	$MgSO_4$: 2,4 g in 20 min i.v. Therapiedauer: 20 min Gesamtmenge: 2,4 g (10 mmol)		
Klinische Parameter	Magnesium ($n = 48$)	Plazebo ($n = 46$)	p
Maximale Magnesiumkonzentration im Serum (Mittelwert)	1,07 mmol/l	0,92 mmol/l	
Ventrikuläre Arrhythmien (Salven, R auf T, VT, VF)	14,6%	34,8%	<0,5
Mortalität	2,0% (1/48)	2,1% (1/46)	

musstörungen aufwiesen, während vergleichbare Arrhythmien in der Magnesiumgruppe nur in 14,6% der Fälle auftraten ($p < 0,05$). Die Krankenhausmortalität unterschied sich in beiden Patientengruppen nicht, sie betrug 2,1%.

Abraham et al. überprüften nicht nur den Serummagnesiumspiegel, sondern analysierte die Magnesium- und Kaliumkonzentration in den Lymphozyten. Hierbei konnte kein signifikanter Unterschied nachgewiesen werden. Ein statistisch eindeutiger Zusammenhang ließ sich jedoch zwischen einem niedrigen intrazellulären Kaliumgehalt und einer erhöhten Inzidenz ventrikulärer Arrhythmien herstellen. Allerdings waren die intrazellulären Kaliumkonzentrationen in den Lymphozyten beider Gruppen nahezu identisch, während die intrazelluläre Magnesiumkonzentration von $0,15 \pm 0,03$ ng/100 Zellen in der Placebogruppe auf $0,26 \pm 0,05$ ng/100 Zellen in der Magnesiumgruppe anstieg. Basierend auf diesen Befunden führte die gleiche Arbeitsgruppe eine nichtplacebokontrollierte Untersuchung durch, in der die Wirksamkeit von einer kontinuierlichen Magnesiumsulfatinfusion bei 250 Patienten mit akutem Myokardinfarkt analysiert wurde. Die Patienten erhielten zunächst 10 mmol (2,5 g) Magnesiumsulfat über 30 min i.v., anschließend eine kontinuierliche Infusion von 1,5 mmol/h über insgesamt 24 h. Die Gesamtmenge des infundierten Magnesiums betrug von 46 mmol (11,5 g). EKG und hämodynamische Parameter wurden kontinuierlich über 72 h erfaßt. Bei einem Patienten trat wenige Minuten nach Beginn der Magnesiuminfusion Kammerflimmern auf. Bei 25 Patienten wurden nichtanhaltende ventrikuläre Tachykardie registriert. Eine anhaltende ventrikuläre Tachykardie mit der Notwendigkeit der Kardioversion wurde in keinem Fall während der ersten 5 Tage beobachtet. Die Krankenhausmortalität betrug insgesamt 3,6%. Als Nebenwirkungen des genannten therapeutischen Vorgehens wurde eine Blutdrucksenkung beschrieben. Diese konnte in den meisten Fällen durch Reduktion der Infusionsgeschwindigkeit rückgängig gemacht werden, bei 2,3% der Patienten war es jedoch notwendig, die Magnesiuminfusion wegen einer ausgeprägten Hypotonie zu beenden. Die Autoren folgern aus diesen Befunden, daß Magnesiuminfusionen bei normotensiven Patienten mit akutem Myokardinfarkt ohne Erregungsleitungsstörungen eine sichere therapeutische Maßnahme darstellten und möglicherweise zur Prophylaxe ventrikulärer Tachyarrhythmien geeignet sind.

In den Untersuchungen von Feldstedt et al. [62], die an 298 Patienten mit drohendem oder beginnendem Myokardinfarkt durchgeführt wurden, konnte demgegenüber kein eindeutig positiver therapeutischer Effekt der Magnesiumgabe dokumentiert werden. Die Untersuchung erfolgte randomisiert, placebokontrolliert und doppelblind. Die Serumpatienten erhielten 80 mmol Magnesiumchlorid über 24 h i.v., hierdurch stieg der Serummagnesiumspiegel von durchschnittlich 0,83 mmol/l auf 1,5 mmol/l an. In 244 der 298 Fälle bestätigte sich die Diagnose einer akuten ischämischen Herzerkrankung, 162 Patienten hatten einen akuten Myokardinfarkt. Insgesamt fand sich kein signifikanter Unterschied hinsichtlich der Mortalität zwischen Verum- (12,1%) und Placebogruppe. Auch hinsichtlich der Inzidenz von ventrikulären Tachyarrhythmien waren keine eindeutigen Unterschiede nachweisen. Dagegen war die Häufigkeit von AV-Leitungsstörungen in der Magnesiumgruppe mit 12% eindeutig höher als in der Placebogruppe, die in 2,7% der Fälle derartige Leitungsstörungen zeigte. Die Untersucher folgerten aus ihren Ergebnissen, daß durch die i.v. Magnesiumgabe bei akutem Myokardinfarkt kein therapeutischer Gewinn herzuleiten wäre (s. Tabelle 11).

Im Gegensatz hierzu stehen Ergebnisse von Ceremuzynski u. Van Hao [32]), die bei 48 Patienten mit akutem Myokardinfarkt und Hypomagnesämie unter kontinuierlicher Infusion von insgesamt 8 g (33 mmol) Magnesiumsulfat in den ersten 24 h nach Infarktbeginn eine deutliche Abnahme von ventrikulären Rhythmusstörungen, insbesondere ventrikulären Tachykardien beobachteten. Diese Autoren registrierten ventrikuläre Arrhythmien, definiert als Couplets, multiforme ventrikuläre Extrasystolen und ventrikuläre Tachykardien unter Magnesiumthe-

Tabelle 11. Magnesium bei akutem Myokardinfarkt: Untersuchungsergebnisse von Feldstedt et al. [62]

Dosierung	$MgCl_2$: 80 mmol/24 h i.v. (= 3,3 mmol/h) Therapiedauer: 24 h Gesamtmenge: 80 mmol (19,7 g)		
Klinische Parameter	**Magnesium ($n = 127$)**	**Plazebo ($n = 117$)**	**p**
Maximale Magnesiumkonzentration im Serum (Mittelwert)	1,54 mmol/l	0,83 mmol/l	<0,01
Ventrikuläre Arrhythmien	2,4%	3,8%	NS
Linksherzversagen	8,4%	6,3%	
Mortalität	12,1%	10,1%	

rapie nur noch in 28% der Fälle, ohne Magnesiumsubstitution dagegen in 78% der Fälle.

Von besonderer Bedeutung sind die kürzlich vorgelegten Ergebnisse der LIMIT-2-Studie, die randomisiert, placebokontrolliert und doppelblind an 2316 Patienten mit Verdacht eines akuten Herzinfarktes durchgeführt wurde [183]. Die Ergebnisse zeigen eine Verminderung der Sterbefälle um 24% in der Magnesiumbehandlungsgruppe (s. Tabelle 12, S. 68). Die Sterblichkeit in der Magnesiumgruppe (n = 1159) betrug 7,8%, in der Placebogruppe (n = 1157) 10,3%. Diese Unterschiede waren statistisch signifikant. Keine statistisch signifikanten Differenzen ergaben sich bezüglich der Inzidenz von Erregungsleitungsstörungen bzw. von supraventrikulären oder ventrikulären Tachyarrhythmien. Die Häufigkeit von Sinusbradykardien war allerdings mit 10,8% bei den mit Magnesium behandelten Patienten signifikant häufiger als in der Placebogruppe (8%). Dementsprechend mußte bei den magnesiumbehandelten Patienten häufiger Atropin (11%) als in der Plabebogruppe (6,8%) eingesetzt werden. Die Serummagnesiumkonzentration war initial nicht erniedrigt, in der Behandlungsgruppe stieg der Serummagnesiumspiegel auf durchschnittlich 1,5 mmol/l an. Dabei erhielten die Patienten zunächst 8 mmol Magnesiumsulfat als Bolus über 5 min, anschließend 56 mmol über 24 h. In der Placebogruppe wurde eine physiologische Kochsalzlösung infundiert. Die Autoren der Limit-2-Studie erklären den therapeutischen Effekt der i.v.en Magnesiumgabe durch eine direkte protektive Wirkung des Magnesiums auf das Myokard . Hierdurch wird auch

Tabelle 12. Magnesium bei Verdacht auf akuten Myokardinfarkt: Ergebnisse von LIMIT-2 (183)

Dosierung	$MgSO_4$: 8 mmol (1,9 g) über 5 min i.v., anschließend 65 mmol (15,6 g) über 24 h Therapiedauer: 24 h Gesamtdosis: 73 mmol (17,5 g)		
Klinische Parameter	**Magnesium ($n = 1159$)**	**Plazebo ($n = 1157$)**	**$2p$**
Maximale Magnesiumkonzentration im Serum (Mittelwert)	1,55 mmol/l	0,82 mmol/l	0,0001
Behandlung von Tachyarrhythmien			
– Lidocain	4,6%	6,0%	NS
– Amiodaron	4,1%	5,5%	NS
– Kardioversion	4,1%	4,1%	NS
Erregungsleitungsstörungen	7,0%	6,0%	NS
Sinusbradykardien	10,8%	8,0%	0,02
Linksherzinsuffizienz			
– klinisch	11,2%	14,9%	0,009
– radiologisch	17,2%	22,0%	0,004
Mortalität	7,8%	10,3%	0,04

die signifikant geringere Inzidenz der Myokardinsuffizienz in der Magnesiumgruppe (11,2%) gegenüber Placebo (4,9%) erklärt. Den kardioprotektiven Effekten liegt möglicherweise eine Protektion gegenüber zytoplasmatischer Kalziumüberladung zugrunde, zusätzlich wird diskutiert, daß Magnesium Stoffwechselvorgänge in den Mitochondrien gegenüber den negativen Auswirkungen einer Kalziumüberladung schützen [63, 184]. Als weiterer Mechanismus wird ein direkter vasodilatatorischer Effekt diskutiert. So konnten Vigorito et al. [168] bei 9 Patienten ohne ischämische Herzerkankung und mit regelrechter linksventrikulärer Funktion nach Gabe von 4 g Magnesiumsulfat in 10 min (16,7 mmol) einen signifikanten Anstieg des Herzzeitvolumens bei gleichzeitigem Frequenzanstieg beobachten. Zusätzlich kam es zum Anstieg der Koronardurchblutung bei Abnahme des Koronargefäßwiderstandes. Auch der systemische Gefäßwiderstand sowie der systolische Blutdruck nahmen signifikant ab.

Ähnliche hämodynamische Veränderungen berichteten auch Morczek et al. [109], die Magnesium i.v. bei Patienten mit arterieller Hypertonie einsetzten, sowie Boschat et al. [25], die Magnesium an Patienten mit ischämischer Herzerkrankung verabreichten.

Zusammenfassend ist festzustellen, daß die Bedeutung von therapeutischen Magnesiumgaben bei akutem Myokardinfarkt nicht endgültig geklärt ist. Einerseits sprechen die vorliegenden Befunde dafür, daß durch die Gabe von Magnesium i.v. in der Akutphase des Myokardinfarktes eine Prognoseverbesserung erreicht werden kann. Dabei ist bisher ungeklärt, welcher Mechanismus für diese Prognoseverbesserung verantwortlich wäre. Die vorliegende Hypothese muß durch weitere kontrollierte klinische Studien und darüberhinausgehend durch Studien, die den möglichen Wirkungsmechanismus erhellen, überprüft werden. Unabhängig von der Frage einer Prognoseverbesserung durch Magnesiumgabe legen einer Anzahl von Studien einen antiarrhythmischen, bzw. antifibrillatorischen Effekt von Magnesium bei akuten Infarkt- und Rhythmusstörungen nahe. Auch diese Annahme ist durch systematische Befunde nicht belegt. Dies gilt in gleicher Weise für die experimentellen Befunde wie für die klinischen Mitteilungen. Auch hier sind systematische Untersuchungen in großen Patientenkollektiven notwendig, um den Stellenwert der Magnesiumtherapie unter einem rein klinisch therapeutischen Gesichtspunkt zweifelsfrei zu definieren, daß daraus allgemein gültige Therapierichtlinien außerhalb von klinisch kontrollierten Studien gegeben werden könnten.

Weiter ist festzustellen, daß in der wissenschaftlichen Literatur eine Reihe von Befunden vorliegen, die einen protektiven Effekt von Magnesium bei Patienten mit akutem Myokardinfarkt nahelegen. Ob aus diesen Befunden zum jetzigen Zeitpunkt allgemeintherapeutische Empfehlungen abgelehnt werden können, bleibt zunächst offen. Für eine allgemeine Anwendung der vorgeschlagenen Therapien sind weitere Belege als Ergebnis entsprechender kontrollierter Untersuchungen notwendig.

Kardioprotektiven Wirkungen des Magnesiums werden in erster Linie intrazellulären Schutzmechanismen, hier insbesondere Schutz vor Kalziumüberladung sowie Angriffspunkten im Bereich des Gefäßwiderstandes und Beeinflußung der Thrombozytenfunktion zugeordnet (s. auch Tabelle 13, S. 70). Uneinheitliche Befunde liegen vor allem im Hinblick auf mögliche Effekte auf infarktbedingte Herzrhythmusstörungen vor. Verschiedene Untersucher dokumentierten antiarrhythmische Wirkungen bei Ischämie und infarktinduzierten Arrhythmien, eine primär antiarrhythmische bzw. antifibrillatorische Wirkung als Ursache der beobachteten protektiven Effekte des Magnesiums wird jedoch nicht po-

Tabelle 13. Magnesium bei akutem Myokardinfarkt: Wirkungsort und Auswirkungen auf das kardiovaskuläre System

Wirkungsort	Effekt
Glatte Gefäßmuskulatur	– Koronardilatation – Abnahme des peripheren Gefäßwiderstandes
Thrombozyten	– Inhibition der Plättchenaggregation – Auflösung von Thrombozytenthromben
Myokard	– Erhaltung der intrazellulären ATP- und Kreatininphosphatreserven – Reduktion der zytoplasmatischen Kalziumüberladung – Protektion der Mitochondrienfunktion gegen Kalziumüberladung – Suppression von Arrhythmien während der akuten Ischämie und Reperfusionsphase – Suppression von Arrhythmien in der Postinfarktphase

stuliert. Es hat sich auch kein eindeutiger Zusammenhang zwischen Mortalität und antiarrhythmischen Wirkungen wahrscheinlich machen lassen. Die Bedeutung von Magnesium als Antiarrhythmikum bei akutem Myokardinfarkt und infarktbedingten Rhythmusstörungen muß somit zum jetzigen Zeitpunkt als ungeklärt gelten.

Magnesiumtherapie und Herzrhythmusstörungen nach kardiochirurgischen Operationen

Eine Hypomagnesämie ist bei Patienten nach kardiochirurgischen Eingriffen und extrakorporaler Zirkulation häufig nachzuweisen. So berichteten Scheinman et al. [137] aus einer Untersuchung an 17 Patienten mit kardiochirurgischen Eingriffen unter Einsatz der Herz-Lungen-Maschine, das postoperativ bei allen Patienten eine Hypomagnesämie bestand. Präoperativ waren normale Serummagnesiumkonzentrationen nachgewiesen worden. Aglio et al. [5] berichteten über den Nachweis einer Hypomagnesämie in nahezu 70% der Fälle nach Durchführung einer extrakorporalen Zirkulation unter Einsatz der Herz-Lungen-Maschine. Die Autoren berichteten weiter, daß die Patienten mit Hypomagnesämien eine höhere Inzidenz von kardialen und respiratorischen Insuffizienzzeichen im postoperativen Verlauf entwickelten im Vergleich zu Patienten mit Normomagnesämie. Harris et al. [75] untersuchten 20 Patienten nach aortokoronarer Bypassoperation ohne Kardioplegie, die entweder Magnesium oder Placebo während der extrakorporalen Zirkulation erhalten hatten. Sie beobachteten eine deutlich höhere Inzidenz ventrikulärer Tachyarrhythmien bei den Placebopatienten. Schwieger et al. [140] zeigten, daß die postoperative Infusion von Magnesium bei Patienten nach kardiochirurgischen Eingriffen geeignet ist, um die Inzidenz von Herzrhythmusstörungen in der postoperativen Phase zu vermindern. Yurvati et al. [187] konnten bei 40 Patienten mit Hypomagnesämie (<0,74 mmol/l) nach einem kardiochirurgischen Eingriffen mit extrakorporaler Zirkulation einen deutlichen Rückgang ventrikulärer Arrhythmien nach i.v. Gabe von insgesamt 8 mmol (2 g) Magnesiumsulfat nachweisen.

England et al. [56] publizierten die Ergebnisse einer randomisierten, placebokontrollierten Doppelblindstudie an 100 Patienten, in der die Wirksamkeit einer i.v. Magnesiumgabe intraoperativ im Hinblick auf postoperative ventrikuläre Herzrhythmusstörungen analysiert wurde. Bei allen Patienten wurde eine extrakorporale Zirkulation unter Einsatz der Herz-Lungen-Maschine im Rahmen des kardiochirurgischen Eingriffs durchgeführt, in 84 Fällen handelte es sich um eine Bypassoperation, 10 Patienten erhielten einen Aorten- oder Mitralklappenersatz. 6 Patienten hatten sowohl eine koronare Bypassoperation als auch einen Aorten- oder Mitralklappenersatz. Jeweils 50 Patienten wurden randomisiert und erhielten nach Beendigung der extrakorporalen Zirkulation insgesamt 2 g (8,1 mmol) Magnesiumchlorid in 100 ml physiologischer Kochsalzlösung über 30 min i.v. 50 Patienten erhielten Placebo. Es zeigte sich, daß im Gefolge der Magnesiumvorbehandlung postoperativ in 16% der Fälle ventrikuläre Arrhythmien auftraten, die Inzidenz der Arrhythmien war im Vergleich zu der Placebogruppe (34%) deutlich erniedrigt. Die Autoren stellten fest, daß die Patienten, die einen normalen Serummagnesiumspiegel aufwiesen, postoperativ signifikant weniger supraventrikuläre Herzrhythmusstörungen entwickelten, als Patienten mit Hypomagnesämie (17% gegenüber 37%). Die Patienten Magnesiumbehandlungsgruppe hatten im Vergleich zur Placebogruppe einen höheren postoperativen Cardiac-Index. Die Patienten mit Hypomagnesämie mußten im Durchschnitt länger beatmet werden als die Patienten mit regulären Serummagnesiumkonzentrationen. Die Untersucher folgerten aus ihren Ergebnissen, daß die i.v. Applikation von Magnesium den postoperativen Verlauf kardiochirurgischer Patienten unter verschiedenen Aspekten günstig beeinflußt. Sie postulierten, daß durch die i.v. Magnesiumgabe die Häufigkeit postoperativer tachykarder Rhythmusstörungen gesenkt und der Cardiacindex angehoben wird.

Als Ursache für die in einer Reihe von Untersuchungen dokumentierte „intra- und postoperative Hypomagnesämie" werden u. a. die Infusion größerer Mengen magnesiumfreier Flüssigkeit und die hieraus resultierende Hämodilution diskutiert. Darüber hinaus wird ein vermehrter Magnesiumeinstrom in die Zelle während der extrakorporalen Zirkulation postuliert. Als weiterer möglicher Mechanismus wird eine durch die erhöhte Ausscheidung von Katecholaminen gesteigerte Lipolyse und Zunahme der langkettigen freien Fettsäuren, die Magnesiumione in Form von Chelatbindungen fixieren können und zu einem Abfall der Serummagnesiumkonzentration führen, vermutet. Einen solchen möglichen Zusammenhang beschrieben Flink et al. [64] bei Patienten mit akuten Myokardinfarkt. Sie fanden einen signifikanten Anstieg langkettiger freier Fettsäuren einhergehend mit einer Abnahme der Serummagnesiumkonzentrationen. An 22 Patienten mit aortokoronarer Bypassoperation und extrakorporaler Zirkulation konnten Cavaliere et al. [31] ähnliche Befunde mit signifikantem Anstieg langkettiger freier Fettsäuren und simultaner Abnahme der Serummagnesiumkonzentration dokumentieren.

Fanning et al. [61] untersuchten die Wirkungen einer prophylaktischen Magnesiumsulfatgabe bei Patienten mit aortokoronarer Bypassoperation in Hinblick auf die Inzidenz von paroxysmalem Vorhofflimmern in der postoperativen Phase. Die Untersuchungen wurden doppelblind, randomisiert und placebokontrolliert durchgeführt. Dabei erhielten 49 Patienten insgesamt 89 mmol Magnesiumsulfat während der ersten 4 postoperativen Tage, 50 Patienten dienten als Kontrollgruppe und erhielten Placebo. Der präoperative mittlere Serummagnesiumspiegel war in beiden Gruppen mit 0,95 mmol/l nicht verschieden. Postoperativ fand sich ein signifikanter Abfall des Serummagnesiumsspiegels in der Placebogruppe, dies ging mit einer erhöhten Inzidenz von paroxysmalen Vorhofflimmern einher.

Insgesamt zeigen die hier aufgeführten Befunde, daß eine Hypomagnesämie in der postoperativen Phase nach kardiochirurgischen Eingriffen häufig auftritt. Die Befunde legen nahe, daß ein Zusammenhang zwischen Hypomagnesämie und postoperativen Komplikationen wie Herzrhythmusstörungen und verschlechterter Ventrikelfunktion bestehen könnte. Ein Teil der Autoren leitet aus den vorgelegten Studien und Ergebnissen ab, daß eine prophylaktische Gabe von Magnesium i.v. bei diesen Patienten angezeigt ist, insbesondere auch im Hinblick auf die Prävention über Rhythmusstörungen. Bei kritischer Prüfung der vorliegenden Literatur ist jedoch festzustellen, daß die vorliegenden Befunde teilweise aufgrund des Studiendesigns, teilweise aufgrund einer zu geringen Patientenzahl nicht ausreichen, um generelle Therapiemepfehlungen zu rechtfertigen. Hier ist noch hinzuzufügen, daß auch einige Literaturmitteilungen vorliegen, die ausdrücklich an einer prophylaktischen Magnesiumapplikation abraten: so zeigten Hecker et al. [78], daß bei Patienten mit normalen oder erhöhten Serummagnesiumkonzentrationen (über 0,93 mmol/l) u. U. eine größere Zahl von Gleichstromschocks oder auch höherenergetische Gleichstromelektroschocks zur Defibrillation nach Beendigung der extrakorporalen Zirkulation notwendig sind und sie leiten daraus die Empfehlung ab, eine Magnesiumsubstitution allenfalls erst nach Beendigung der extrakorporalen Zirkulation einzuleiten.

Dosierungen, Nebenwirkungen und Hypermagnesämie

In der speziellen Literatur wird eine Vielzahl z. T. sehr verschiedener Dosierungen angegeben. Verbindliche Dosierungsschemata liegen nicht vor. Dies gilt sowohl für die Anwendung von Magnesium bei akutem Myokardinfarkt als auch bei den verschiedenen Formen supraventrikulärer und ventrikulärer Tachyarrhythmien. Darüber hinaus werden für die Serummagnesiumspiegel z. T. Teil unterschiedliche Normwerte angegeben, z. T. auch in verschiedenen Einheiten (als mg/dl, mmol/l oder mEq/l), so daß eine vergleichende Bewertung der Untersuchungsergebnisse problematisch, manchmal unmöglich ist. In der vorliegenden Arbeit wurden sämtliche Einheiten aus den zitierten Untersuchungsbefunden in mmol/l angebeben. Dabei entspricht bei Magnesium die Einheit von 1 mmol/l ca. 2,46 mg/dl oder umgekehrt 1 mg/dl ca. 0,4114 mmol/l. Ähnliches gilt für die Dosierung von Magnesiumchlorid, Magnesiumsulfat und Magnesiumaspartat, hier entsprechen 1 g der jeweiligen Magnesiumsalze, ca. 4,06 mmol Magnesium.

Bei akutem Myokardinfarkt variieren die Dosierungsangaben für i.v. zu verabreichendes Magnesium zwischen 30 mmol und ca. 90 mmol Magnesiumsulfat oder Magnesiumchlorid über 24 h. In den meisten Fällen wird eine kontinuierliche Infusionstherapie durchgeführt, diese wird zum Teil durch sog. Bolusgabe von 8 bzw. 10 mmol Magnesiumsulfat bzw. Magnesiumchlorid (ca. 2 g) eingeleitet. Bei diesem Vorgehen werden Plasmakonzentrationen von 1,23 bis 1,55 mmol/l erzielt. Orale Substitutionstherapien im Rahmen eines akuten Myokardinfarktes sind bisher nicht eingehend untersucht worden.

In der Behandlung paroxysmaler supraventrikulärer Tachyarrhythmien werden Magnesiumsulfat bzw. Magnesiumchlorid meist als Bolusgabe appliziert, dabei scheint die antiarrhythmische Wirksamkeit wesentlich zur Injektionsgeschwindigkeit bzw. dem damit variablen maximalen akuten Plasmaspiegel korreliert zu sein. Dementsprechend konnten Wesley et al. [172] nach schneller i.v. Injektion von 2 g Magnesiumsulfat innerhalb weniger sunden eine sehr gute antiarrhythmische Wirksamkeit mit stop oder abrupter Verlangsamung der Tachykardie nachweisen, während Sager et al. [134] bei langsamer Infusion von 2,5 g Magnesiumsulfat über 10 min keine eindeutigen Effekte nachweisen konnten. Dabei kann die schnelle i.v.e Injektion von unerwünschten Nebeneffekten begleitet sein: So gaben in der Studie von Wesley et al. 2 Patienten Übelkeit an, 1 Patient Erbrechen, Bradykardie und Hypotonie [172].

In der Therapie der multifokalen atrialen Tachykardie wurden vereinzelt vergleichsweise hohe Dosen von Magnesiumsulfat eingesetzt: so erhielten die Patienten in der Studie von Iseri et al. 2 g Magnesiumsulfat als Bolus i.v. sowie anschließend 10 g über 5 h (2 g/h), dies entspricht einer Gesamtdosis von 12 g. Diese hohe Dosis erwies sich als effektiv um bei 87% der Patienten die Tachyarrhythmie zu beseitigen [85].

Bei der Behandlung der ventrikulären Tachykardien bzw. Tachyarrhythmien wurde Magnesiumsulfat bzw. Magnesiumglutamat ebenfalls meist i.v. als Bolusgabe appliziert. Dabei werden in der Literatur Dosierungen zwischen 1 g und 2 g [7, 107], angegeben, die Erfolgsrate mit Beendigung der ventrikulären Tachykardie variiert zwischen 43 und 64%. Auch hier dürfte das Behandlungsergebnis wesentlich von der Injektionsgeschwindigkeit und der bei diesem Vorgehen erreichten aktuellen maximalen Serumkonzentration abhängen. Ceremuzynski et al. [33] gaben als Dosierung die Infusion von 8 g Magnesiumsulfat über 24 h an, hierdurch konnten bei 7 Patienten häufig rezidivierende, nichtanhaltende ventrikuläre Tachykardien suppremiert werden. Bei der Torsade-de-pointes-Tachyarrhythmie, für deren Behandlung der Einsatz von Magnesium als Mittel der Wahl gilt, wurden in der Mehrzahl der Fälle Dosierungen von ca. 2 g Magnesiumsulfat als Bolus angegeben. Nicht selten wurden jedoch auch höhere Dosen von 3–4 g appliziert, darüber hinaus werden Dauerinfusionen von 20–50 mg Magnesiumsulfat pro min über mehrere Stunden empfohlen [120, 121, 165].

Die Verträglichkeit der i.v. Gaben von Magnesium ist i. allg. gut. Eine zu schnelle i.v. Injektion kann vorübergehend Erbrechen, Übelkeit, Kopfschmerzen, Wärmegefühl, Schwindel oder auch Unruhezustände hervorrufen, meist als Folge eines vasodilatatorischen Effektes. Am häufigsten ist die „Flush"-symptomatik. Bei hoher Dosierung kann eine ausgeprägte Blutdrucksenkung auftreten, die im Einzelfall den Abbruch der Behandlung notwendig machen kann. Vorbestehende AV-Leitungsstörungen können unter dem Einfluß von Magnesium i.v. bis hin zu höhergradiger AV-Blockierung zunehmen. Bei Niereninsuffizienz kann Magnesium kumulieren, so daß toxisch hohe Serumkonzentrationen auftreten können.

Der Einsatz von Magnesium bei Patienten mit Niereninsuffizienz ist eine der häufigsten Ursachen der Hypermagnesämie. Eine Hypermagnesämie kann sich klinisch durch muskuläre Schwäche, Hypotension, Apathie und Verwirrtheit manifestieren. Bei Serumspiegeln über 2 mmol/l tritt eine Abschwächung der tiefen Sehnenreflexe auf, schließlich kommt es zum vollständigen Verlust der Sehnenreflexe (ab einem Serummagnesiumspiegel von 5 mmol/l). Bei Serummagnesiumspiegeln von 6–7 mmol/l kann ein Atemstillstand als Folge einer neuromuskulären Blockade eintreten. Die toxischen Effekte der Hypermagnesämie können durch Gabe von Kalzium teilweise antagonisiert werden [119].

So beschreiben Bohmann u. Cotton [23] eine Patientin der Geburtshilfe, die unter Serummagnesiumspiegel an 16 mmol/l u. a. eine Sinusbradykardie und ausgeprägte arterielle Hypotonie entwickelte. Die Symptome waren großenteils rückläufig nach i.v. Gabe von Kalziumchlorid. Infolge der neuromuskulären Blockade der Atemmuskulatur war jedoch eine künstliche Beatmung über mehrere Stunden erforderlich, die Spontanatmung trat erst wieder nach entsprechender Magnesiumexkretion im Urin und Normalisierung der Serumkonzentationen auf.

Des weiteren ist von Bedeutung, daß bei Hypermagnesämie direkte Wechselwirkungen zwischen Magnesium, Parathormon und Serumcalcium auftreten. In einer Untersuchung von Cholst et al. [36] wurde nach Infusion von Magnesiumsulfat und Anhebung der Serummagnesiumkonzentrationen von durchschnittlich 0,8 mmol auf 2,5 mmol/l ein ausgeprägter Abfall des Parathormons registriert, gleichzeitig trat eine Hypokalzämie auf. Klinische Symptome waren mit diesen Veränderungen nicht verbunden.

Insgesamt werden so hohe Plasmaspiegel in der antiarrhythmischen Therapie der Kardiologie nicht angestrebt, die Beobachtung ist dennoch von Bedeutung, um zu verdeutlichen, wie sich der Magnesium- und Kalziumhaushalt im Organismus gegenseitig beeinflussen können, da sich hier ein möglicher therapeutischer Ansatzpunkt bietet zur Antagonisierung von unerwünschten Begleiterscheinungen.

Literatur

1. Abraham AS, Rosenman D, Kramer M et al (1987) Magnesium in the prevention of lethal arrhythmias in acute myocardial infarction. Arch Intern Med 147:753–755
2. Abraham AS, Rosenman D, Meshulam Z (1986) Intracellular cations and diuretic therapy following acute myocardial infarction. Arch Intern Med 146:1301–1303
3. Abraham AS, Balkin J, Rosenman D et al (1990) Continuous Intravenous Infusion of Magnesium Sulfate after Acute Myocardial Infarction. Magnesium Trace Elem. 9:137–142
4. Abraham AS, Eylath U, Weinstein M, Czaczkes E (1990) Serum magnesium levels in patients with acute myocardial infarction. N Eng J Med 296:862–863
5. Aglio LS, Stanford GG, Maddi R et al (1991) Hypomagnesemia is commen following cardiac surgery. J Cardiothorac Anaesth 5:201–208
6. Alfrey AC, Termon SD, Brettschneider et al (1970) Hypermagnesemia after renal homotransplantation. Ann Intern Med 73:367–371
7. Allen BJ, Brodsky MA, Capparelli EV et al Iseri (1989) Magnesium sulfate Therapy for Sustained Monomorphic Ventricular Tachycardia. Am J Cardiol 64: 1202–1203
8. Altura B.M., B.T. Altura (1974) Magnesium and contraction of arterial smooth muscle. Microvasc Res 7:145–155

9. Altura BM, Altura BT (1984) Magnesium, electrolyte transport and coronary vascular tone. Drugs 28:120–142
10. Altura BM, Turlapaty PDMV (1982) Withdrawal of magnesium enchances coronary arterial spasms produced by vasoactive agents. Br. J Pharmacol 77:649–659
11. Anderson TW, Neri LC, Schreiber GB et al (1975) Ischemic heart disease, water hardness and myocardial magnesium. Can Med Ass 113:199–203
12. Antoni DH (1990) Umschriebene Indikationen für Magnesium in der Kardiologie. Fortschr Med 108:201–202
13. Antoni DM, Engel M, Nowak F et al (1990) Antiarrhythmische Wirkungen von Magnesium-Aspartat-Hydrochlorid bei chronischer ventrikulärer Extrasystolie. Z Kardiol 79 (Suppl) 1:156
14. Baehler RW, Work J, Kotchen TA (1980) Studies in the pathogenisis of Bartter's syndrome. Am J Med 69:933–938
15. Bailie DS, Inoue H, Kaseda S, et al (1988) Magnesium suppresion of early after depolarizations and ventricular tachyarrhythmias induced by cesium in dogs. Circulation 77:1395–1402
16. Bajpai PC. Hasan M, Gupta AK (1972) Electrocardiographic changes in hypomagnesemia. Indian Heart J 24:271
17. Behr P, Burton W (1973) Heart muscle magnesium. Lancet II:450
18. Beller GA, Hood WB, Smith TW (1984) Correlation of serum magnesium levels and cardiac digitalis intoxication. Am J Card 33:225–229
19. Bernstein M, Simkins S (1939) Magnesium: The effects of intravenous injections on the human heart. J Lab Clin Med 25:131–141
20. Bierenbaum ML, Fleischman AI, Dunn JP et al (1973) Serum parameters in hard and soft water communities. Am J Public Health 63:169–173
21. Bigg RPC, Chia R (1981) Magnesium deficiency: role in arrhythmias complicating acute myocardial infarction? Med J Australia 1:346–348
22. Billman GE, Hoskins RS (1988) Prevention of ventricular fibrillation with magnesium sulfate. Eur: J Pharmacol 158:167–171
23. Bohman VR, Cotton DB (1990) Supralrthal magnesemia with patient survival. Obstet. Gynecol. 76:984–986
24. Borgat C, Carpentier F, LeMarec H (1992) Effects of magnesium on early post-depolarizations and trigger activity induced by cesium on Purkinje fibers in ferrets. Arch Mal Coeur Vaiss 85:83–90
25. Boschat J., Gilard M, Etienne Y et al (1989) Effets hémodynamiques du sulfate de magnésium intraveineux chez l'homme. Arch Mal Coeur 82:361–364
26. Boyd JC, Bruns DE, Wils MR (1983) Frequency of Hypomagnesemia in hypokalemic. States Clin Chem 29:178–179
27. Boyd LJ, Scherf D (1943) Magnesium sulphate in paroxysmal tachycardia. Am J Med Sci 206:43
28. Bril A, Rochette L (1990) Prevention of reperfusion induced ventricular arrhythmia in isolated rat heart with magnesium. Can J Physiol Pharm 68:694–699
29. Burch GE, Giles TD (1977) The importance of magnesium deficiency in cardiovascular disease. Am Heart J 94:649–657
30. Caddell JL (1969) The effect of magnesium therapy on cardiovascular and electrocardiographic changes in severe protein-calorie malnutrition. Trop Geogr Med 21:33

31. Cavaliere RK, Jenkins LC, Griffiths JA (1973) A clinical study of serum magnesium concentrations during aneasthesia and cardiopulmonary bypass. Can. Anaersth. Soc J 20:499–518
32. Ceremuzynski L, Van Hao N (1993) Ventricular Arrhythmias Late after Myocardial Infarction are Related to Hypomagnesemia and Magnesium loss: Preliminary Trial of Corrective Therapy. Clin Cardiol 16:493–496
33. Ceremuzynski L, Jurgiel R, Kulakowski P, Gebalska J (1989) Threatening arrhythmias in acute myocardial infarction are prevented by intravenous magnesium sulfate. Am Heart J 118:1333–1334
34. Chipperfield B, Chipperfield JR (1978) Differences in metal content of the heart muscle in death from ischemic heart disease. Am Heart J 95:732–737
35. Chipperfield B, Chipperfield JR (1973) Heart-muscle magnesium, potassium and zinc concentrations after sudden death from heart disease. Lancet I:293–296
36. Cholst IN, Steinberg SF, Tropper PJ et al (1984) The Influence of Hypermagnesemia on Serum Calcium and Parathyroid Hormone Levels in Human Subjects. N Engl J Med 310:1221–1225
37. Clark BB, Cummings JR (1956) Arrhythmias following experimental coronary occlusion and their response to drugs. Ann. NY Acad Sci 64:43
38. Cohen L, Kitzes R (1983) Magnesium sulphate and digitalis-toxic arrhythmias. J Am Med Assoc 249:2808–2810
39. Covino BG, Hegnasser AH (1955) Electrolytes and pH changes in relation to hypothermic ventricular fibrillation. Circulation Research 3:575
40. Crawford MD, Gardner MJ, Morris JN (1971) Changes in water hardness and local death-rates. Lancet II:327–329
41. Davidenko JM, Cohen L, Goodrow R, Antzelevich C (1989) Quinidine-induced action potential prolongation, early after depolarizations, and triggered activity in canine Purkinje fibers. Effects of stimulation rate, potassium and magnesium. Circulation 79:674–686
42. De Carli C, Sprouse G, LaRosa JD (1986) Serum Magnesium Levels in Symptomatic Atrial Fibrillation and their Relation to Rhythm Control by Intravenous Digoxin. Am J Cardiol 57:956–959
43. Deck KA, Trautwein W (1964) Ionic currents in cardia excitation. Pflügers Arch Ges Physiol 286:63
44. Dessertenne F (1967) La tachycardie ventriculaire a deux foyers opposes variables. Arch mal coeur 43:539
45. Devane J, Ryan MP (1983) Aldosterone and renal magnesium excretion: an acute clearance study in adrenalectomized rats (abstr.). Br J Pharmacol 80:695
46. Di Carlo LA, Morady F, De Buitleir M et al (1986) Effects of magnesium sulfate on cardiac conduction and refractoriness in humans. J Am Coll Cardiol 7:1356–1362
47. Dunnett J, Nayler WG (1978) Calcium efflux from cardiac sacroplasmatic reticulum: Effects of calcium and magnesium. J Molec Cell Cardiol 10:487–498
48. Durlach J (1988) Magnesium Research: a brief historical account. Magnesium Research 1:91–96

49. Dyckner T, Hallberg D, Huttman E, Wester PO (1982) Magnesium Deficiency Following Jejunoileal Bypass Operations for Obesity. J Am Coll Nutr 1:239–236
50. Dyckner T, Wester PO (1984) Intracellular magnesium loss after diuretic administration. Drugs 28:161–166
51. Dyckner T, Wester PO (1981) Relation between potassium, magnesium and cardiac arrhythmias. Acta Med Scand 647:163–169
52. Dyckner T, Wester PO (1969) Ventricular extrasystoles and intracellular electrolytes before and after potassium and magnesium infusions in patients on diuretic treatment. Am Heart J 97:12–16
53. Dyckner T (1980) Serum magnesium in acute myocardial infarction-relation to arrhythmias. Acta Med Scand 207:59–66
54. Elek SR, Katz LN (1942) Fürther observations on the action of drugs on coronary vessel caliber: paredrine, angiotonin, renin, quinidine, insulin, magnesium sulphate, morphine, acid and alkali. J Pharm Exptl Therap 75:178
55. Elwood PC, Sweetman PM, Beasley WH et al. (1980) Magnesium and calcium in the myocardium: Cause of death and area differences. Lancet II:720–722
56. England MR, Gordon G, Salem M, Chernow B (1992) Magnesium administration and dysrhythmias after cardiac surgery. JAMA 268:2395–2402
57. Enselberg CD, Simmons HG, Mintz AA (1950) The effects of magnesium upon cardiac arrhythmias. Am Heart J 39:703–712
58. Etienne Y, Blanc J, Songy B et al (1986) Antiarrhythmic effects of intravenous magnesium sulfate in torsade de pointes. Arch Mal Coeur Vaiss 79:362–367
59. Etienne Y, Blanc J, Grali J et al (1987) Elektrophysiologische Wirkung von intravenösem Magnesiumsulphat beim Menschen. Arch Mal Coeur 9:1327–1332
60. Fabiato A, Fabiato F (1975) Effects of magnesium on contractile activation of skinned cardiac cells. J Physiol 249:497–517
61. Fanning WJ, Thomas Jr CS, Roach A et al (1991) Prophylaxis of atrial fibrillation with magnesium sulfate after coronary artery bypass grafting. Am Thorac Surg 52:529–533
62. Feldstedt M, Boesgaard S, Bouchelouche P et al (1991) Magnesium substitution in acute ischemie heart syndromes. Eur Heart J 12:1215–1218
63. Ferrari R, Albertini A, Curello S, Ceconi C, Di Lisa F, Raddino R, Visioli O (1986) Myocardial recovery during post-ischemic reperfusion: effects of nifedipine, cacium and magnesium. J Moll Cell Cardiol 18:487–498
64. Flink EB, Brick JE, Shane SR (1981) Alteration of long chain free fatty acid and magnesium concentrations in acute myocaardial infarction. Arch Intern Med 141:441–443
65. Fouchier A, Davy JM, Le Feuvre C et al (1989) Clinical electrophysiologic properties of magnesium and correlations with its antiarrhythmia efficacy in acquired torsade de pointes. Ann Cardiol Angeiol 38:645–650
66. Ghani MF, Smith JR (1974) The effectiveness of magnesium chloride in the treatment of ventricular arrhythmias due to digitalis intoxication. Am Heart J 88:621–626
67. Ghani MF, Rabah M (1977) Effect of magnesium chloride on electrical stability of the heart. Am Heart J 94:600–602

68. Gitelman HJ, Graham JB, Welt LG (1966) A new familial disorder characterized by hypokalemia and hypomagnesemia. Trans Assoc Amer Physic 79:221
69. Goldsmith NF, Morgen P (1970) Contribution of hard water to calcium and magnesium intakes of adults. J Am Diet Ass 56:212
70. Gottlieb SS, Fisher ML, Pressel MD et al (1993) Effects of intravenous magnesium sulfate on arrhythmias in patients with congestive heart failure. Am Heart J 125:1645–1650
71. Govil MK, Agrawal BD, Gupta BK et al (1979) The role of magnesium in digitalis-induced arrhythmias. J Assoc Phys Ind 27:1059–1065
72. Graham LA, Caesar JJ, Burger ASV (1960) Gastrointestinal adsorption and excretion of Mg^{28} in man. Metabolism 9:646–659
73. Gullestad L, Birkeland K, Molstad P et al (1993) The effect of magnesium versus verapamil on supraventricular arrhythmias. Clin Cardiol 16:429–434
74. Harris AS, Estandia A, Smith H et al (1953) Tillotson Magnesium sulfate and chloride in suppression of ectopic ventricular tachycardia accompanying acute myocardial infarction. Am J Physiol 172:251–258
75. Harris MNE, Crowther A, Jupp RA, Aps C (1988) Magnesium and coronary revascularization. Br J Anaesth 60:779–783
76. Havestadt C, Ising H, Günther T et al (1985) Electrolytes and ventricular arrhythmias. Magnesium 4:29–33
77. Heaton FW, Pyrah LN, Beresford CC (1962) Hypomagnesemia in chronic alcoholism. Lancet II:802–805
78. Hecker BR, Lake CL, Kron IL et al (1985) Influence of magnesium ions on human ventricular defibrillation after aortocoronary bypass surgery. Am. J Cardiol 55:61–64
79. Hilton FC, Fredman C, Holt DJ et al (1992) Electrophysiologic and antiarrhythmic effects of magnesium in patients with inducible ventricular tachyarrhythmia. Clin Cardiol 15:176–180
80. Hoffmann F, Suckling EE (1956) Effect of several cations on transmembrane potientials of cardiac muscle. Am J Physiol 186:317–324
81. Hollifield JW (1986) Thiazide treatment of hypertension. Effects of thiazide diuretics on serum potassium, magnesium and ventricular ectopy. Am J Med 80:8–12
82. Hollifield JW (1984) Potassium and magnesium abnormalities. Diuretics and arrhythmias in hypertension. Am J Med 77:28–32
83. Holtmeier HJ (1968) Das primäre und sekundäre Magnesiummangelsyndrom. In: Heilmeyer L (Hrsg): Ernährungswissenschaften. Thieme, Stuttgart, S 111 ff
84. Iseri LT, Allen BJ, Ginkel ML, Brodsky MA (1992) Ionic biology and ionic medicine in cardiac arrhythmias with particular reference to magnesium. Am Heart J 12:1404–1409
85. Iseri LT, Freed J, Bures AR (1975) Magnesium deficiency and cardiac disorders. Am J Med 58:837–846
86. Iseri LT (1986) Magnesium and dysrhythmias. Magnesium Bull 8:223–229
87. Jolyet F, Cahours P (1869) Sur l'action physiologique des sulfates de potasse, de soude et de magnésie en injection dans le sang. Arch Physiol Norm Path 2:113–120

88. Kafka H, Langren L, Armstrong PW (1987) Serum magnesium and potassium in acute myocardial infarction. Arch Intern Med 147:465–469
89. Kaseda S, Gilmour RF, Zipes DP (1989) Depressant effect of magnesium on early afterdepolarizations and triggered activity induced by cesium, quinidine, and 4-aminopyridine in canine cardiac Purkinje fibers. Am Heart J 118: 458–466
90. Keren A, Tzivoni D, Gavish A et al (1981) Etiology, warning signs and therapy of torsade de pointes: a study of 10 patients. Circulation 64:1167–1174
91. Keren A, Tzivoni D, Goldman JM et al (1981) Ventricular pacing in atypical ventricular tachycardia. J Electrocardiol 14:201–206
92. Khardori R, Cohen B, Taylor D, Soler NG (1985) Electrocardiographic finding simultating acute myocardial infarction in a compound metabolic aberration. Am J Med 78:529–532
93. Kim YW, Andrews CE, Ruth WE (1961) Serum magnesium and cardiac arrhythmias with special reference to digitalis intoxication. Am J Med Sci 242: 127–132
94. Kobayashi K (1957) Op geographical relationship between chemical nature of river water and death rate in apoplexy. Br Ohara Inst 11:12
95. Krautwald A (1989) Therapie der Herzinsuffizienz. In: Roskamm H, Reindell H (Hrsg) Herzkrankheiten. Springer, Berlin Heidelberg New York Tokyo, S 603–604
96. Kulick DL, Hong R, Ryzen E et al (1988) Electrophysiologic effects of intravenous magnesium in patients with normal conduction systems and no clinical evidence of significant cardiac disease. Am Heart J 115:367–373
97. Levine JH, Michael JR, Guarnieri T (1985) Treatment of multifocal atrial tachycardia with verapamil. New Engl J Med 312:21
98. Lewis RV, Tregaskis B, McLay J, Service E, McDevitt DG (1990) Oral magnesium reduces ventricular ectopy in digitalised patient with chronic atrial fibrillation. Eur J Clin Pharmacol 38:107–110
99. Lim P, Jacob E (1972) Magnesium deficiency in patients on longterm diuretic therapy for heart failure. Br Med J 3:620–622
100. Loeb HS, Pietras RJ, Gunnar RM, Tobin JR (1968) Paroxysmal ventricular fibrillation in two patients with hypomagnesemia. Circulation 37:210–215
101. Luoma H, Aromaa A, Helminen S, Murtomaa K, Kiviluoto L, Puusar S, Knekt P (1983) Risk of myocardial infarction in Finnish men in relation to fluoride, magnesium and calcium concentration in drinking water. Acta Med Scand 213:171–176
102. Masironi R (1979) Geochemistry and cardiovascular diseases. Phil. Trans R Soc 288:193–203
103. Massry SG, Coburn JW, Kleeman CR (1969) Renal handling of magnesium in the dog. Amer J Physiol 216:1460–1465
104. Meltzer SJ, Auer J (1906) Physiological and pharmacological studies of magnesiums salts. III. The narcotizing effect of magnesium salts upon nerve fibres. Am J Physiol. 16:233–251
105. Miki Y (1922) Experimentelle und klinische Untersuchung über die Dauer des K-Ekg (Kammer-Elektrokardiogramms). Z Ges Exp Med 27:323–388

106. Miller JR, Van Dellen TR (1938) Electrocardiographic changes following the intravenous administration of magnesium sulfate. An experimental study on dogs. J Lab Klin Med 23:914–918
107. Mletzko R, Jung W, Manz M, Lüderitz B (1990) Magnesium bei persistierender ventrikulärer Tachykardie: Elektrophysiologische und hämodynamische Messung. Z Kardiol 79 (Suppl) 1:23
108. Monroe K, Saku K, Tashiro N et al (1988) "Torsades de pointes" and atrioventricular block. Clin Cardiol 11:9–13
109. Morczek WJ, Lee W, Davidov ME (1977) Effect of magnesium sulfate on cardiovascular hemodynamics. Angiology 28:720–724
110. Morton BC, Nair RC, Smith FM et al (1984) Magnesium Therapy in Acute Myocardial Infarction – A Double Blind Study. Magnesium 3:346–352
111. Motte G, Laine JF, Sebag C, Dawy JM (1982) Torsade de pointes favorisées par l'átropine. Nouv Presse Med 11:3571–3580
112. Multiple Risk Factor Intervention Trial Research Group: Multiple Risk Factor Intervention Trial (1982) JAMA 248:1465–1477
113. Murdock DL, Forrest G, Davies DL, McInnes GT (1993) A comparison of the patassium and magnesium-sparing properties of amiloride and spiromolactone in diuretic-treated normal patients. Br J Clin Pharmacol 35:373–378
114. Nattel S, Turmel N, Macleod R, Solymoss BC (1991) Actions of Intravenous Magnesium on Ventricular Arrhythmias Caused by Acute myocardial Infarction. J Pharm Exp Ther 259:929–946
115. Neff M, Mendelsohn S, Kim KE (1972) Magnesium sulfate in digitalis toxicity. Am J Card 29:377–382
116. Nishimura M, Hiromasa S, Tsuji Y, Katoh T, Watanabe Y (1985) Electrophysiologic and pathophysiologic significance of Mg^{2+} on conduction and automaticity in the rabbit atrioventricular node (Abstr). J Am Coll Cardiol 5:461
116a. Oberthaler G, Oswald J, Kühn P (1991) Einfluß von Kalium-Magnesium-Aspartatinfusion auf Patienten mit ventrikulären Herzrhythmusstörungen. Therapiewoche (Österreich) 6:191–195
117. Op't Hof T, Mackaay AJC (1979) Dependance of the chronotropic effect of calcium, magnesium and sodium on temperature and cycle length in isolated rabbit atria. J Pharm Exp Therap 212:165–171
118. Op't Hof T, Mackaay AJC (1983) Differences between rabbit and sinoatrial pacemakers in their response to magnesium, calcium and temperature. Cardiovas. Res. 17:526–532
119. Peach J (1975) Cations: Calcium, Magnesium, Barium, Lithium and Ammonium in: Goodman LS, Gilman A (eds): The Pharmacological Basis of Therapeutics. Macmillan, New York, pp 790
120. Perticone F, Adinolti L, Bonadiuce D (1986) Efficacy of magnesium sulfate in the treatment of torsade de pointes. Am Heart J 112:847–849
121. Perticone F, Ceravolo R, De Novara G, Torchia L, Cloro C (1992 New data on the antiarrhythmic value of parenteral magnesium treatment: magnesium and ventricular arrhythmias. Magnes Res 5:265–272

122. Perticone F, Ceravolo R, Costa R, Mattioli PL (1992) Electrophysiologic effects of magnesium sulfate infusion in patients with cardiac conduction defects. J Am Coll Nutr 11:405–409
123. Peterson DR, Thompson DJ, Nam JM (1970) Water hardness, arteriosclerotic heart disease and sudden death. Am J Epidemiol 92:90–93
124. Rasmussen HS, Gronback M, Cintin C et al (1988) One-year death rate in 270 patients with suspected acute myocardial infarction, initially treated with intravenous magnesium or placebo. Clin Cardiol 11:377–381
125. Rasmussen SH, Norregard P, Lindenag D (1986) Intravenous magnesium in acute myocardial infarction. Lancet I:234–236
126. Rector WG Jr, De Wood MA, Williams RV, Sullivan JF (1981) Serum magnesium and copper levels in myocardial infarction. Am J Med Sci 281:25–29
127. Reddy CVR, Kiok JP, Khan RG, El-Sherif N (1984) Repolarisation alternans associated with alcoholism and hypomagnesemia. Am J Cardiol 53:390–391
128. Reinhart RA (1988) Magnesium metabolism: a review with special reference to the relationship between serum concentration and intracellular content. Arch Intern Med 148:2415–2420
129. Roden DM, Iansmith DHS (1987) Effects of potassium or magnesium concentrations on isolated cardiac fissue. Am J Med 82:18–23
130. Rogiers P, Vermeier W, Kesteloot H, Stroobandt R (1989) Effect of the infusion of magnesium sulfate during atrial pacing on ECG intervals serum electrolytes, and blood pressure. Am Heart J 117:1278–1283
131. Ryan E (1987) Diuretics and potassium/magnesium depletion. Am J Med 82:38–47
132. Ryan MP, Ryan MF, Counihian TB (1981) The Effect of Diuretics on Lymphocyte Magnesium and Potassium. Acta Med Scand 647:153–161
133. Ryan MP, Ryan MF (1979) Lymphocyte electrolyte alterations during magnesium deficiency in the rat. Ir J Med Sci 148:108–111
134. Sager PT, Widerhorn J, Petersen R et al (1990) Prospective evaluation of parenteral magnesium sulfate in the treatment of patients with reentrant AV supraventricular tachycardia. Am Heart J 119:308–316
135. Salle P, Rey JL, Bernasconi P et al (1985) Torsade de pointes. Apropos of 60 cases. Ann Cardiol Angeiol 34:381–388
136. Sato T, Hirao K, Hiejima K (1993) The relationship between early after depolarization and the occurence of torsade de pointes – an in vivo canine model study. Jpn Circ J 57:543–542
137. Scheinman MM, Sullivan RW, Hyatt KH (1969) Magnesium metabolism in patients undergoing cardiopulmonary bypass. Circulation 34:235–241
138. Schmidt HD, Schmier J, Schmitz S (1965) Chronotrope Wirkung von Calzium und Magnesium am isolierten Hundeherzen. Pflügers Arch 284:316–326
139. Schroeder P (1960) Relations between hardness of water and death rates from certain chronic and degenerative diseases in the USA. J Chron Dis 12:587–590
140. Schwieger I, Kopel ME, Finlayson DC (1989) Magnesium reduces the incidence of postoperative dysrhythmias in patients after cardiac surgery. Anaesthesiology 71:A 1162

141. Schwinger RH, Bohm M, Uhlmann R et al (1992) Increase of the extracellular magnesium concentration reduces cardiac glycoside toxicity in the human myocardium. J Pharmacol Exp Ther 263:1352–1359
142. Seekles L, Sjollema B, Vanderkay IC (1930) Tydschr. v. diergenesk 59:1229
143. Seelig MS, Heggtviet HA (1974) Magnesium interrelationships in ischämic heart disease: A review. Am J Clin Nutr 27:59–79
144. Seifen E (1968) Dependency of magnesium and calcium concentration on cycle length in spontaneously beating gineau-pig-atria. Pflügers Arch 304:46–56
145. Seller RH, Cangeano J, Kim KE et al (1970) Digitalis toxicity and hypomagnesemia. Am Heart J 79:57–68
146. Seller RH (1971) The role of magnesium in digitalis toxicity. Am Heart J 82:551–556
147. Shechter M, Hod H, Marks N (1990) Beneficial effect of magnesium sulfate in acute myocardial infarction. Am J Cardiol 66:271–274
148. Sheehan J, White A (1982) Diuretic associated hypomagnesemia. N Engl J Med 285:1157–1159
149. Sheehan J (1989) Importance of magnesium chloride repletion after myocardial infarction. Am J Cardiol 63:35–38
150. Shils ME (1969) Experimental human magnesium depletion. Medicine 48: 61–85
151. Shine KJ, Douglas AM (1974) Magnesium effects on ionic exchange and mechanical function in rat ventricle. Am J Physiology 227:317–324
152. Shine KJ, Douglas AM (1975) Magnesium effects on rabbit ventricle. Am J Physiol 228:1545–1554
153. Singh RB, Dube KP, Srivastav PK (1976) Hypomagnesemia in relation to digoxin intoxication in children. Am Heart J 92:144–147
154. Smith LF, Heagerty AM, Bing RF, Barnett DB (1986) Intravenous infusion of magnesium after acute myocardial infarction: effects on arrhythmias and mortality. Int J Cardiol 12:175–180
155. Smith PK, Winkler AW, Hoff HE (1939) Electrocardiographie changes and concentration of magnesium in serum following intravenous injection of magnesium salts. Am J Physiol 126:720–730
156. Sonnenblick M, Abraham AS, Meshulam Z, Elyath V (1983) Correlation between manifestation of digoxin toxicity and serum digoxin, potassium and magnesium concentrations and arterial pH. Brit Med J 286:1089–1091
157. Specter MJ, Schwerzer E, Goldman RH (1975) Studies on magnesiums mechanism of action in digitalis induced arrhythmias. Circulation 52:1001–1005
158. Speich M, Bousquet B, Nicolas G (1980) Concentrations of magnesium, calcium, potassium and sodium in human heart muscle after myocardial infarction. Clin Chem 26:1662–1665
159. Stephenson EW, Podolsky RJ (1977) Regulation by magnesium of intracellular calcium movement in skinned muscle fibers. J General Physiol 69:1–16
160. Stitt FW, Crawford MD, Clayton DG, Morris JN (1973) Clinical and biochemical indicators of cardiovascular disease among men living in hard and soft water areas. Lancet I:122–126

161. Storstein O, Hansteen V, Hatle L (1977) A prospective Study of 649 patients in maintenance treatment with digitoxin. Am Heart J 93:434–443
162. Szekely P (1946) The action of magnesium on the heart. Br Heart J 86:115–124
163. Szelény I (1973) Magnesium and its significance in Cardiovascular and Gastrointestinal Disorders. World Rev Nutr Diet 17:189–221
164. Toda N, West TC (1967) Interaction between natrium, calcium, magnesium and vagal stimulation in the S-A-node of the rabbit. Am J Physiol 212:424–430
165. Tzivoni D, Keren A, Cohen AM, Loebel H, Zahavi I, Chenzbraun A, Stern S (1984) Magnesium therapy for torsade de pointes. Am J Cardiol 53:528–530
166. Tzivoni D, Keren A (1990) Suppresion of ventricular arrhythmia by magnesium. Am J Cardiol 65:1397–1399
167. Van der Ark CR, Ballantyne F, Reynolds EW Jr (1973) Electrolytes and the electrocardiogram. Cardiovasc Clin 5:230–235
168. Vigorito C, Giordino A, Ferraro P, Acanfora D, De Caprio L, Naddeo C, Rengo F (1991) Hemodynamic effects of magnesium sulfate on the normal human heart. Am J Cardiol 67:1435–1437
169. Visken S, Belhassen B, Sheps D, Laniado S (1992) Clinical and electrophysiologic effects of magnesium sulfate on paroxysmal supraventricular tachycardia and comparison with adenosine triphosphate. Am J Cardiol 70:879–885
170. Watanabe Y, Dreifus LS (1972) Electrophysiological effects of magnesium and its interactions with potassium. Cardiovasc. Res 6:79–88
171. Watanabe Y (1970) Effects of electrolytes and antiarrhythmic drugs on atrioventricular conduction. Symposium on cardiac arrhythmias. Sandøe E, Flensted-Jensen E, Olesen KH (eds) Astra: Södertaije 535–557
172. Wesley RC, Haines DG, Lerman BB, Di Marco JP, Crampton RS (1989) Effect of intravenous Magnesium Sulfate on supraventricular Tachycardia. Am J Cardiol 63:1129–1131
173. Wester PO, Dykner T (1981) Diuretic treatment and magnesium losses. Acta Med Scand 647:145–152
174. Whang R, Whang DD, Ryan MP (1992) Refractory Potassium Repletion A Consequence of Magnesium Deficiency. Arch Intern Med 152:40–45
175. Whang R, Aikawa JK (1977) Magnesium deficiency and refractoriness to potassium repletion. J Chron Dis 30:65–68
176. Whang R, Ryder KW (1990) Frequency of Hypomagnesemia and Hypermagnesemia. Requested vs. Routine. JAMA 263:3063–3064
177. Whang R, Oei TO, Watanabe A (1985) Frequency of hypomagnesemia in hospitalized patients recieving digitalis. Arch Intern Med 145:655–656
178. Whang R, Oei TO, Aikawa JK (1981) Magnesium and potassium interrelationships experimental and clinical. Acta Med Scand 647:139–144
179. Whang R, Oei TO, Aikawa JK (1984) Predictors of clinical hypomagnesemia, hypokalemia, hypophosphatemia, hyponatremia and hypocalcemia. Arch Intern Med 144:1794–1796
180. Whang R (1987) Magnesium deficiency: Pathogenesis, prevalance and clinical implications. Am J Med 82:24–29
181. Wong ET, Rude RK, Singer FR (1983) A high prevalence of hypomagnesemia and hypermagnesemia in hospitalized patients. Am J Clin Path 79:348–352

182. Wong ET (1979) Effects of mannitol on water and electrolyte transport in the dog kidney. J Lab Clin Med 94:683–692
183. Woods KL, Fletcher S, Roffe C, Haider Y (1992) Intravenös verabreichtes Magnesium-Sulfat bei Verdacht auf akuten Myokardinfarkt: Ergebnisse des zweiten Leicester Intravenous Magnesium Trial (LIMIT 2). The Lancet 339:1553–1558
184. Woods KL (1991) Possible pharmacological actions of magnesium in acute myocardial infarction. Br J Clin Pharmacol 32:3–10
185. Woods WT, Katholi RE, Urthaler F, James TN (1979) Electrophysiological effects of magnesium on cells in the canine sinus node and false tendon. Circulation Research 44:182–188
186. Young IS, Goh EM, McKillop UH, Stanford CF, Nicholls DP, Trimble ER (1991) Magnesium status and digoxin toxicity. Br J Clin Pharmacol 32:717–721
187. Yurvati AH, Sanders SP, Dullye LJ, Carney MP, Archer RL, Koro PP (1992) Antiarrhythmic response to intravenously administered magnesium after cardiac surgery. South Med J 85:714–717
188. Zwillinger L (1935) Über die Magnesiumwirkung auf das Herz. Klinische Wochenschrift 14:1429–1433

Sachverzeichnis